AF627480

Uwe Gröber

Interaktionen

Uwe Gröber

Interaktionen

Arzneimittel und Mikronährstoffe

Uwe Gröber, Essen

2., aktualisierte und erweiterte Auflage
Mit 14 Abbildungen und 6 Tabellen

WVG Wissenschaftliche Verlagsgesellschaft Stuttgart

Anschrift des Autors

Apotheker Uwe Gröber
Akademie für Mikronährstoffmedizin
Zweigertstr. 55
45130 Essen
E-Mail: uwegroeber@gmx.net
www.mikronaehrstoff.de

Alle Angaben in diesem Buch wurden sorgfältig geprüft. Dennoch können der Autor und der Verlag keine Gewähr für deren Richtigkeit übernehmen.

Ein Markenzeichen kann warenzeichenrechtlich geschützt sein, auch wenn ein Hinweis auf etwa bestehende Schutzrechte fehlt.

Bibliografische Information der Deutschen Nationalbibliothek

Die Deutsche Nationalbibliothek verzeichnet diese Publikation in der Deutschen Nationalbibliografie; detaillierte bibliografische Daten sind im Internet unter http://dnb.d-nb.de abrufbar.

Jede Verwertung des Werkes außerhalb der Grenzen des Urheberrechtsgesetzes ist unzulässig und strafbar. Das gilt insbesondere für Übersetzungen, Nachdrucke, Mikroverfilmungen oder vergleichbare Verfahren sowie für die Speicherung in Datenverarbeitungsanlagen.

2. Auflage 2015
ISBN 978-3-8047-3212-4 (Print)

© 2015 Wissenschaftliche Verlagsgesellschaft mbH
Birkenwaldstr. 44, 70191 Stuttgart
www.wissenschaftliche-verlagsgesellschaft.de

Printed in Germany

Satz: primustype Hurler GmbH, Notzingen
Druck und Bindung: Kösel, Krugzell
Umschlagabbildung: style67/fotolia
Umschlaggestaltung: deblik, Berlin

Für meine Mutter

Vorwort zur 2. Auflage

Ob Antibiotika, Antihypertonika, orale Antidiabetika, Cholesterinsenker vom Statin-Typ, Diuretika, orale Kontrazeptiva, Osteoporosemittel, Protonenpumpenhemmer oder Zytostatika: Zahlreiche Medikamente können bei regelmäßiger Einnahme einen Mangel und/oder Mehrbedarf an Vitaminen und anderen lebensnotwendigen Mikronährstoffen auslösen. Der durch Arzneistoffe ausgelöste Mikronährstoffmangel ist nicht selten die unerkannte Ursache für arzneimittelbedingte Nebenwirkungen. Dabei sind einige Arzneimittel wahre Mikronährstoff-Räuber, die sogar einen handfesten Mangel an Vitaminen und anderen Mikronährstoffen auslösen können. Bekannte Beispiele sind die Hemmung der Vitamin-B_{12}-Aufnahme aus der Nahrung durch Säureblocker wie Omeprazol oder der erhöhte renale Magnesiumverlust durch Thiaziddiuretika wie Hydrochlorothiazid. Ein Mangel an Vitamin B_{12} kann sich durch allgemeine Abgeschlagenheit, Depressionen, Schlafstörungen, Nervenschmerzen oder Hirnleistungsstörungen bis hin zur Demenz äußern. Magnesiumverluste fördern Störungen der Glucosetoleranz und Dyslipoproteinämien (z. B. Triglyceridämie).

Der medikationsorientierte Einsatz von Mikronährstoffen im Sinne einer sinnvollen Arzneimittelergänzung durch Arznei-Ergänzungsmittel kann nicht nur das Risiko für unerwünschte Arzneimittelwirkungen verringern und die Lebensqualität der behandelten Patienten verbessern, sondern auch das pharmakologische, immunologische und metabolische Wirkprofil eines Arzneimittels erweitern. Darüber hinaus bietet eine auf die Medikation ausgerichtete Supplementierung von Mikronährstoffen ein beachtliches Einsparpotenzial, um jährlich steigenden Arzneimittelkosten zu reduzieren.

Die *Leitlinien*orientierte Schulmedizin ignoriert seit Jahren zum *Leid*wesen vieler Patienten medikationsinduzierte Störungen des Mikronährstoffhaushalts. Wechselwirkungen zwischen Arzneimitteln und Mikronährstoffen müssten endlich in das universitäre Curriculum der klinisch-pharmazeutischen Ausbildung der Ärzte und Pharmazeuten aufgenommen werden. Der medikationsorientierte Einsatz von Mikronährstoffen ist eine der wichtigsten Rationalen labordiagnostisch validiert, aber auch evidenzbasiert Vitamine, Mineralstoffe, essenzielle Fett-

und Aminosäuren zu supplementieren. So ist es mittlerweile unstrittig, dass Krebspatienten im Hinblick auf die Therapieeffizienz und die Lebensqualität von einer adjuvanten Therapie mit Vitamin D, L-Carnitin und Selen profitieren können.

Genauso profitieren Patienten mit Herz-Kreislauf-Erkrankungen und Diabetes mellitus von der medikationsorientierten Supplementierung von Vitamin D, Omega-3-Fettsäuren, Magnesium, Vitamin B_{12} und Coenzym Q_{10}.

Die nun vorliegende 2. Auflage wurde komplett überarbeitet, aktualisiert und erweitert. Der Wissenschaftlichen Verlagsgesellschaft, allen voran Frau Reinhild Berger, Herrn Dr. Klaus G. Brauer, Herrn Siegmar Bauer und Herrn Dr. Rainer Mohr sei an dieser Stelle einmal mehr für die jahrelange verständnisvolle und herzliche Kooperation sowie für die überaus gute und unkomplizierte Zusammenarbeit gedankt.

Essen, März 2015

Uwe Gröber
Akademie für Mikronährstoffmedizin

Inhaltsverzeichnis

TEIL C Anhang

Abkürzungen

AC	Acyl-Carnitin
ACE	Angiotensin converting enzyme
ASS	Acetylsalicylsäure
AT_1-Antagonisten	Angiotensin-I-Antagonisten
ATP	Adenosintriphosphat
AUC	area under the curve, Fläche unter der Blutspiegelkurve
AZT	Zidovudin
CA 15–3	Cancer-Antigen 15–3 (Tumormarker)
CEA	Carcinoembryonales Antigen (Tumormarker)
CSE-Hemmer	Cholesterin-Synthese-Enzym-Hemmer
CT	Chemotherapie
CYP	Cytochrom-P
d	Tag
D4T	Stavudin
ddC	Zalcitabin
DDi	Didanosin
DHA	Docosahexaensäure
DMT 1	divalenter Metallionentransporter-1
DXA	Dual X-ray Absorptiometrie, Dual-Röntgen-Absorptiometrie
EPA	Eicosapentaensäure
EPO	Erythropoetin
FAD	Flavin-Adenin-Dinucleotid
FC	freies Carnitin
GIT	Gastrointestinaltrakt
GLA	Gammalinolensäure
GSH	Glutathion
GSH-Px	Glutathionperoxidase
H_2-Blocker	$Histamin_2$-Rezeptorenblocker
Hcy	Homocystein
HDL	high density lipoprotein
HIV	human immunodeficiency virus, menschliches Immunschwäche-Virus

HMG-CoA	3-Hydroxy-3-methyl-glutaryl-Coenzym A
5-HTP	5-Hydroxytryptophan
IE	Internationale Einheiten
i. m.	intramuskulär
INN	International Nonproprietary Name, internationaler Freiname
INR-Wert	International Normalized Ratio (INR)
i. v.	intravenös
KG	Körpergewicht
KHK	koronare Herzkrankheit
LDL	low density lipoprotein
MAO-Hemmer	Monoaminooxidase-Hemmer
MDA	Malondialdehyd
MSA	methylselenige Säure
MTX	Methotrexat
NAC	N-Acetylcystein
NRTI	nukleosidischer Reverse-Transkriptase-Inhibitor
NSAID	nonsteroidal antirheumatic drug, nicht steroidales Antirheumatikum
1,25-$(OH)_2$-Vitamin D	1,25-Dihydroxycolecalciferol, Calcitriol
25-(OH)-Vitamin D	25-Hydroxycolecalciferol, Calcidiol
OP	Operation
PDH	Pyruvatdehydrogenase
p. o.	peroral
rHuEPO	rekombinantes humanes Erythropoetin
SAM	S-Adenosyl-Methionin
SOD	Superoxiddismutase
SSRI	selective serotonin reuptake inhibitor, selektiver Serotonin-Wiederaufnahmehemmer
3TC	Lamivudin
TG	Triglyceride
THF	Tetrahydrofolsäure
TNF-α	Tumornekrosefaktor-α

TXA_2	Thromboxan A_2
ucOc	uncarboxyliertes Osteocalcin
hsCRP	hochsensitives C-reaktives Protein
VES	ventrikuläre Extrasystolen
ZNS	Zentralnervensystem

Mechanismen der Interaktionen zwischen Arzneimitteln und Mikronährstoffen

A	Antagonismus
E	Interaktion bei der Exkretion
M	Interaktion beim Metabolismus
N	Verstärkung einer Nebenwirkung
R	Interaktion bei der Resorption
S	Synergismus

Teil A
Einführung

1 Interaktionen zwischen Arzneimitteln und Mikronährstoffen

Die gezielte Beseitigung eines pathologischen Zustands durch ein Arzneimittel ist ohne die gleichzeitige Beeinflussung anderer Körper- und Stoffwechselfunktionen nur in den seltensten Fällen möglich. Neben- und Wechselwirkungen sind deshalb vorprogrammiert, wenn ein Arzneistoff in den gleichen Regelkreis eingreift oder die gleichen Resorptionswege durchläuft wie eine andere Substanz. Dabei kann es sich nicht nur um einen anderen Arzneistoff, sondern auch um einen essenziellen Mikronährstoff handeln.

1.1 Transport- und Stoffwechselwege

Mikronährstoffe und Arzneimittel benutzen im Organismus bei der Resorption, Metabolisierung und Elimination die gleichen Transport- und Stoffwechselwege. Werden ein oder mehrere Arzneimittel eingenommen, besteht daher immer das potenzielle Risiko für Interaktionen mit dem Nährstoffhaushalt. Hierdurch kann sowohl die Wirkung eines Arzneimittels durch einen Mikronährstoff (z. B. Wirksamkeitsverlust von Tetracyclinen durch Calcium) als auch die physiologische Funktion eines Vitamins oder Mineralstoffs durch ein Medikament (z. B. Folsäure-Antagonismus von MTX) gestört werden.
Vitamine, Mineralstoffe und Spurenelemente besitzen in der Prävention und Therapie ernährungsbedingter Krankheiten ein beachtliches präventivmedizinisches und therapeutisches Potenzial. Eine Beeinträchtigung des Mikronährstoffstatus kann zu schweren metabolischen Störungen führen, da im Organismus kaum ein physiologischer Prozess ohne die Beteiligung eines dieser Biokatalysatoren abläuft. Im Hinblick auf die Häufigkeit medikamentöser Interventionen und die stetig wachsende Anzahl von Arzneimitteln sollten vor allem die negativen Auswirkungen der Pharmakotherapie auf den Mikronährstoffhaushalt stärker als bisher beachtet und dadurch die potenziellen gesundheitlichen Risiken für den Patienten verringert werden (○ Abb. 1.1).

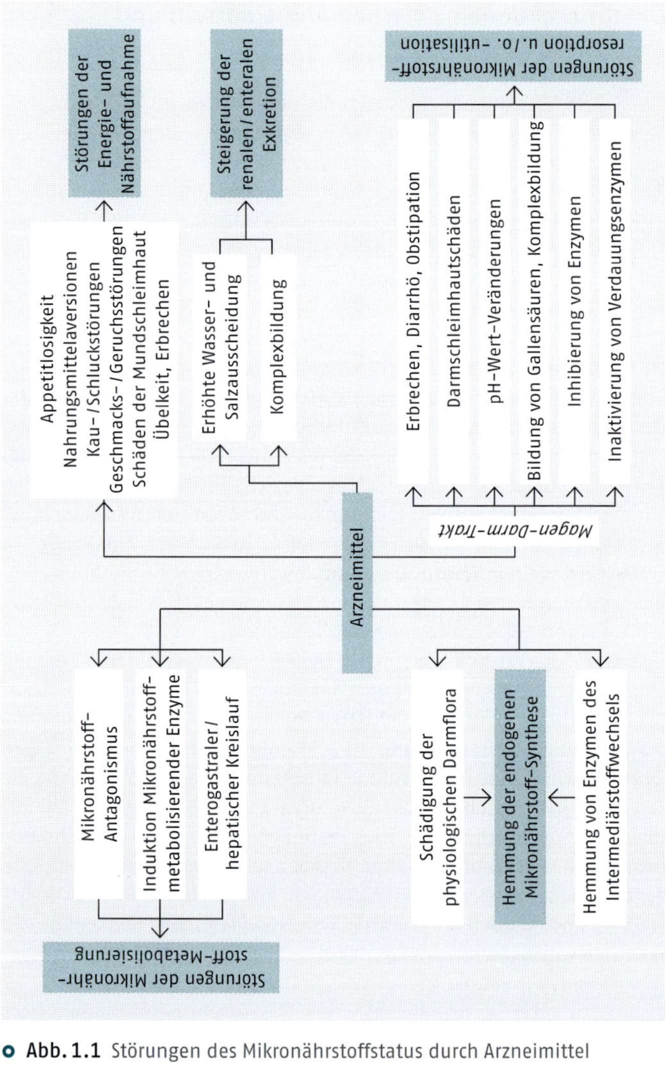

Abb. 1.1 Störungen des Mikronährstoffstatus durch Arzneimittel

Tab. 1.1 Symptome eines marginalen Mikronährstoffdefizits (Auswahl)

Mikronährstoffmangel	Symptome
Vitamin B_1	Lern- und Konzentrationsstörungen, Abgeschlagenheit
Niacin	Depression, Müdigkeit, Nervosität
Vitamin B_6	Kopfschmerzen, Müdigkeit, Nervosität
Vitamin B_{12}	Apathie, Störungen der kognitiven Leistungsfähigkeit, Hirnatrophie, depressive Verstimmungen, Demenz
Folsäure	Apathie, mentale Defizite, Demenz, geringe Stressresistenz, depressive Verstimmungen
Vitamin C	Physische Leistungseinbußen, depressive Verstimmungen, Infektanfälligkeit
Vitamin D	Infektanfälligkeit, Muskelschwäche, Abgeschlagenheit
Magnesium	Lidzucken, Spannungskopfschmerzen, Stressanfälligkeit, Nervosität
Eisen	Blässe, Müdigkeit, Muskelschwäche, Haarausfall
Zink	Infektanfälligkeit, gestörte Wundheilung

1.2 Latenter Mikronährstoffmangel und die Folgen

Im klinischen Alltag muss von einer breiten Grauzone arzneistoffinduzierter Störungen des Mikronährstoffhaushalts ausgegangen werden, die sich nur selten durch **manifeste** Mangelsymptome zu erkennen geben (Tab. 1.1). Vielmehr imponieren sie durch die unspezifischen Befindlichkeitsstörungen eines **latenten** Mikronährstoffmangels, der sich durch Appetitlosigkeit, allgemeine Schwäche, Lern- und Konzentrationsstörungen, Kopfschmerzen, Nervosität und erhöhte Infekt- oder Stressanfälligkeit äußert (Abb. 1.2). In der medizinischen und pharmazeutischen Praxis wird diesen Symptomen in der Regel keine Aufmerksamkeit geschenkt, oder sie werden als alters-, umwelt- oder gar genetisch

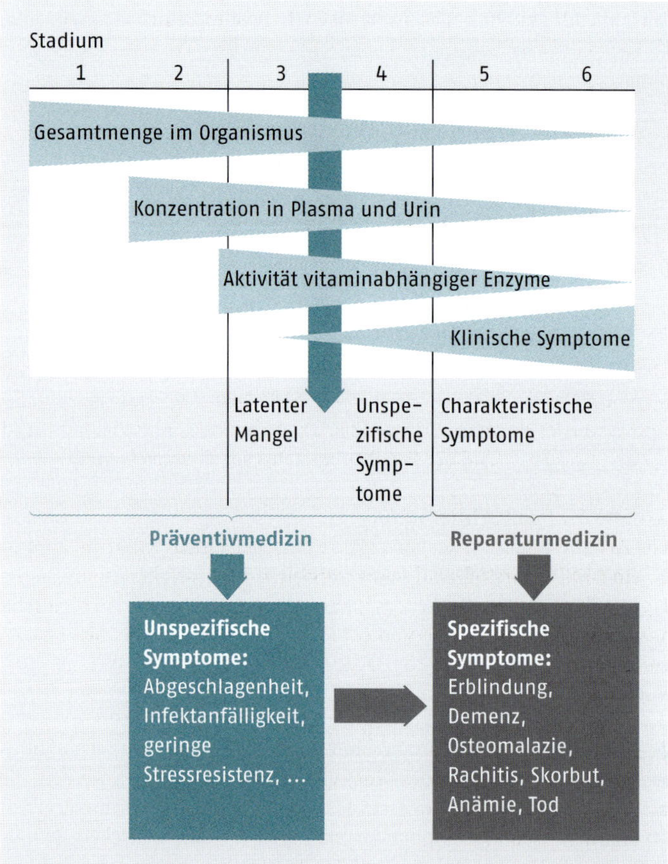

Abb. 1.2 Entwicklung bzw. Stadien eines Mikronährstoffmangels

bedingte Stoffwechselschwächen hingenommen, obwohl sie die Gesundheit und das Wohlbefinden der Betroffenen erheblich einschränken.

Ein fehlendes klinisches Bild sollte jedoch nicht mit einer ausreichenden Mikronährstoffversorgung gleichgesetzt werden. Latente Mangelzustände können rasch in einen klinisch manifesten Mangel übergehen, wenn der Organismus größeren Belastungen (z. B. grippaler Infekt, physischer und psychischer Stress, Medikation) ausgesetzt ist. Aktuelle Verzehrserhebungen und Ernährungsberichte stellen latente Mikronährstoffmängel bei nahezu allen Personengruppen fest. Schulkinder, berufstätige Frauen und Männer, Sportler, Schwangere und ältere Menschen sind besonders häufig betroffen.

1.3 Einflussfaktoren für Interaktionen zwischen Arzneimitteln und Mikronährstoffen

Die Einnahme von Arzneimitteln mit Einfluss auf den Stoffwechsel von Vitaminen und Mineralien ist nicht grundsätzlich mit dem Risiko arzneimittelinduzierter Mikronährstoffdefizite verbunden. Entscheidend sind die Therapiedauer und der Ernährungsstatus vor Therapiebeginn.

Art und Stärke der Interaktion

Die Art und Intensität der Interaktion zwischen einem Arzneimittel und einem Mikronährstoff sind von zahlreichen Einflussfaktoren abhängig. Dazu zählen insbesondere das pharmakologische und toxikologische Wirkprofil des Arzneistoffs, die Medikationsdauer sowie die Ernährungsgewohnheiten und der Mikronährstoffstatus des Patienten zu Beginn der Medikation.

Arzneimittelbedingte Einflussfaktoren

- Indikation, Dosierung und Medikationsdauer,
- Resorption, Verteilung, Biotransformation und Ausscheidung (→ Pharmakokinetik),
- pharmakologisches/toxikologisches Wirkprofil, Wirkort, -mechanismus und -stärke (→ Pharmakodynamik),
- physikalisch-chemische Eigenschaften (→ Applikationsart, Arzneiform, Galenik),
- Mono- oder Kombinationstherapie,
- Arzneistoff-Arzneistoff-Interaktionen.

Mikronährstoffbedingte Einflussfaktoren

- Biochemische und physiologische Funktionen (→ Nutridynamik),
- Resorption, Verteilung, Biotransformation, Speicherung und Ausscheidung (→ Nutrikinetik),
- physikalisch-chemische Eigenschaften (z. B. fettlösliche, wasserlösliche Struktur).

Einflussfaktoren beim Patienten

- Alter, Geschlecht, Erkrankung,
- Mikronährstoffstatus,
- Medikation (auch unkontrollierte Selbstmedikation, Supplementierung von Vitaminpräparaten),
- Ernährungsgewohnheiten,
- gastrointestinale Integrität,
- Leber- und Nierenfunktion,
- Genussmittelkonsum (Alkohol, Rauchen, Süßigkeiten).

Der Mikronährstoffhaushalt eines gesunden Menschen mit ausgewogener Ernährung wird durch die kurzfristige Einnahme eines Arzneimittels in der Regel nicht beeinflusst. Bei bereits bestehender unzureichender Versorgung mit einem Mikronährstoff sowie bei Langzeit- und Polypharmakotherapie sind Wechselwirkungen zwischen Mikronährstoffen und Arzneimitteln durchaus relevant und sollten daher zunehmend in die diagnostischen und therapeutischen Überlegungen einbezogen werden. Insbesondere für chronisch Kranke (Dauermedikation) und Senioren (Multimorbidität, Polypharmakotherapie) sowie Patienten, die sich ohne Rat des Apothekers oder Arztes selbst therapieren, besteht ein erhöhtes Risiko für arzneimittelinduzierte Störungen des Mikronährstoffhaushalts. Welche Ursachen dafür bei den einzelnen Personengruppen verantwortlich sind, ist im Folgenden aufgelistet.

Ältere Menschen:

- Polypharmakotherapie aufgrund Multimorbidität,
- unkontrollierte Selbstmedikation mit Antazida, Laxanzien oder Schmerzmitteln,
- Pflegebedürftigkeit (Sonnenlicht ↓),
- unzureichende diätetische Zufuhr/erhöhter Bedarf an Mikronährstoffen,
- Kau-/Schluckstörungen, Malabsorption/-utilisation,
- verminderte Magensäuresekretion (→ Vitamin B_{12}, Folsäure, Eisen, Zink, Calcium),
- eingeschränkte Stoffwechselleistung der Haut, Leber und Nieren (→ Vitamin D).

Frauen mit Kinderwunsch, Schwangere und Stillende:

- unzureichende diätetische Zufuhr/erhöhter Bedarf an Mikronährstoffen (z. B. Eisen, Zink, Folsäure, Vitamin B_{12}),
- geringe Speicherkapazität von Mikronährstoffen wie Folsäure und Vitamin D,
- Antiepileptika (→ Vitamin D, Vitamin K, L-Carnitin, Folsäure, Selen),
- Prämedikation mit hormonellen Kontrazeptiva (→ Folsäure, Vitamin B_6, Magnesium),
- unkontrollierte Selbstmedikation mit Antazida oder Laxanzien (→ Magnesium, Calcium, Kalium).

Chronisch kranke Patienten:

- längerfristige Pharmakotherapie (z. B. mit Antazida, Diuretika, Antirheumatika, Lipidsenkern, oralen Antidiabetika),
- erhöhter Bedarf an Mikronährstoffen (z. B. bei Patienten mit HIV, Krebs, Diabetes mellitus, Magen-/Darmerkrankungen, Osteoporose).

Patienten mit Arzneimittelübergebrauch bzw. -missbrauch:

- unkontrollierte Selbstmedikation mit Antazida, Laxanzien, Analgetika (Resorptionsstörungen).

Alkoholiker:

- alkoholinduzierter Mangel an B-Vitaminen, Magnesium und Zink.

2 Interaktionsmechanismen

Interaktionen manifestieren sich dadurch, dass die Wirkung und/oder Nebenwirkung einer Substanz qualitativ oder quantitativ durch eine zweite Substanz verändert wird, indem diese die Resorption, Metabolisierung oder Elimination beeinflusst oder aber an einem Wirkort synergistisch oder antagonistisch eingreift. Bezüglich der zugrunde liegenden Mechanismen können die Interaktionen zwischen Arzneimitteln und Mikronährstoffen analog zu den Wechselwirkungen unter Arzneimitteln in

- pharmakodynamische und
- pharmakokinetische

Wechselwirkungen eingeteilt werden.

2.1 Pharmakodynamische Interaktionen

Pharmakodynamische Wechselwirkungen zwischen einem Arzneimittel und einem Mikronährstoff können immer dann auftreten, wenn die miteinander reagierenden Substanzen an einem Wirkort (z. B. Enzym) oder in einem Regelkreis antagonistisch oder synergistisch wirken. Da viele Mikronährstoffe als Coenzyme (z. B. Folsäure) oder Cofaktoren (z. B. Magnesium) wirksam sind, manifestieren sich diese Interaktionen vor allem auf der enzymatischen Ebene.

Die Inhibierung einer für Mikronährstoffe spezifischen Wirkung an einem physiologischen Wirkort (◘ Tab. 2.1) ist das therapeutische Wirkprinzip von einigen Arzneimitteln, zu denen beispielsweise die Antikoagulanzien vom Dicoumarol-Typ, die antibakteriell wirksamen Folsäure-Antagonisten oder die Herzglykoside gehören.

Funktionen von Vitamin K

Vitamin K ist als Coenzym essenziell für die γ-Carboxylierung spezifischer Glutaminsäure(Glu)-Reste in einer Reihe von Vitamin-K-abhängigen Proteinen. Die so gebildeten γ-Carboxyglutaminsäure(Gla)-Verbindungen sind in der Lage, Calciumionen komplex zu binden, was seinerseits zu einer Konformationsänderung des Proteins führt, die Voraussetzung für seine physiologische Funktion ist. Auf diese Weise entste-

Tab. 2.1 Mikronährstoff-Antagonisten (Auswahl)

Mikronährstoff	Antagonist	Enzym (Wirkort)
Folsäure	Methotrexat, Tetroxoprim, Trimethoprim, Triamteren, Pyrimethamin	Dihydrofolat-Reduktase
Vitamin K	Phenprocoumon, Warfarin	Vitamin-K-Epoxid- und Chinon-Reduktase
Calcium	Magnesium	Muskelzelle (Konkurrenz um membranständige Calciumkanäle und Bindungsstellen an Troponin)
Kalium	Herzglykoside	Mg-abhängige Na^+/K^+-ATPase
Coenzym Q_{10}	Statine	HMG-CoA-Reduktase

hen zum Beispiel durch posttranslationale Modifizierung aus Vorstufen die Gerinnungsfaktoren Faktor II (Prothrombin), Faktor VII, IX und X. In diesem Zusammenhang erkannte man auch die Bedeutung des Vitamin-K-Zyklus.

Beispiel: Vitamin K und Vitamin-K-Antagonisten

Die Vitamin-K-Antagonisten Warfarin und Phenprocoumon besitzen eine hohe Strukturanalogie zum natürlichen Vitamin K. Das therapeutische Wirkprinzip dieser Medikamente beruht auf der Hemmung der Vitamin-K-Epoxid- und Chinon-Reduktase im sogenannten Vitamin-K-Zyklus (Abb. 2.1), so dass die Carboxylierung der Vitamin-K-abhängigen Blutgerinnungsfaktoren ausbleibt und damit die Gerinnungsfähigkeit des Blutes abnimmt.

Vitamin-K-Zyklus

Im Vitamin-K-Zyklus werden Vitamin-K-abhängige Gla-Proteine carboxyliert und aktiviert. Die γ-Carboxylierung wird durch eine mikrosomale Carboxylase katalysiert und benötigt CO_2 und molekularen Sauerstoff. Als Cofaktor wird Vitamin-K-Hydrochinon benötigt. Dabei liefert die Oxidation des Hydrochinons zum Vitamin-K-2,3-Epoxid die notwendige Energie für die Abstraktion eines Protons vom gamma-Kohlenstoff des Glutaminsäure(Glu)-Rests, wodurch ein Carbanion entsteht, welches dann zu γ-Carboxyglutaminsäure (Gla) carboxyliert wird. Vitamin-K-2,3-Epoxid wird anschließend wieder zu Vitamin-K-Hydrochinon durch die Enzyme Vitamin-K-Epoxid- und Chinon-Reduktase regeneriert. Die γ-Caboxylierung wird somit von einer zyklischen Umwandlung geprägt, bei der oxidierte und reduzierte Formen des Vitamin K als treibende Faktoren beteiligt sind. Von großer medizinischer Bedeutung ist die Hemmung dieser beiden Enzyme durch Vitamin-K-Antagonisten wie Phenprocoumon und Warfarin, die im Rahmen einer Antikoagulationstherapie ausgenutzt wird (○ Abb. 2.1).

Aktuell sind etwa 14 Vitamin-K-abhängige Proteine bekannt mit einem breiten Wirkspektrum auf die Hämostase, den Calciumstoffwechsel, die Gefäßintegrität, die Kontrolle des Zellwachstums, die Apoptose und die Signaltransduktion. Dabei können die verschiedenen Gla-Proteine als Folge der Vitamin-K-vermittelten γ-Carboxylierung Calciumionen binden und werden hierüber aktiviert.

Vitamin K und Knochengesundheit

Osteocalcin ist ein nichtkollagenes, Vitamin-K-abhängiges Protein der extrazellulären Knochenmatrix. Es wird in Knochen (Osteoblasten) und Zähnen (Ondotoblasten) gebildet und fungiert als regulierender Faktor der Knochenformation. Carboxyliertes Osteocalcin (cOc) bindet im Knochengewebe an Calcium und Hydroxylapatit, inhibiert die Knochenmineralisierung und härtet den Knochen. Die Osteocalcin-Synthese wird durch Estrogene, Retinsäure und 1,25-$(OH)_2$-D reguliert. Letzteres steigert die Synthese des uncarboxylierten Osteocalcins in den Osteoblasten.

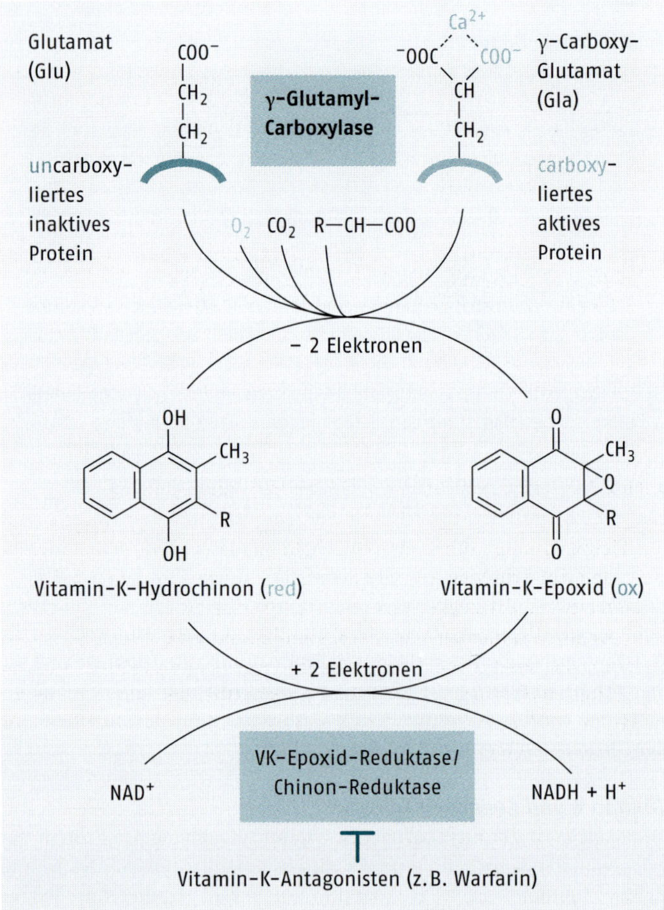

Abb. 2.1 Vitamin-K-Zyklus. Vitamin-K-Antagonisten hemmen die Vitamin-K-Epoxid- und Chinon-Reduktase

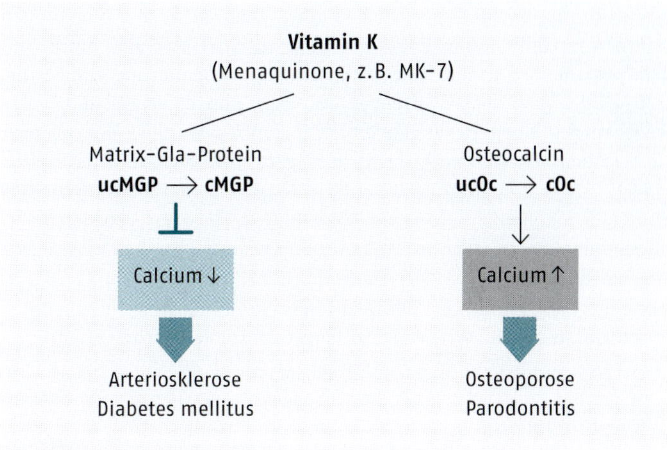

Abb. 2.2 Einfluss von Vitamin K auf Knochen- und Gefäßgesundheit

Im Tierexperiment führt die Ausschaltung des Osteocalcin-Gens zu einer abnorm erhöhten Knochenformation sowie Zunahme der Knochenmatrix bei gleichzeitig verminderter Bruchfestigkeit des Knochens. Eine geringe diätetische Vitamin-K-Zufuhr und eine hoher Anteil an uncarboxyliertem Osteocalcin (ucOc) sind eigenständige Risikofaktoren für Hüftgelenkfrakturen. Unter einer Langzeittherapie mit Antikoagulanzien vom Dicoumarol-Typ ist deshalb ein erhöhtes Osteoporoserisiko nicht auszuschließen.

Vitamin K und Gefäßgesundheit

Carboxyliertes MGP ist ein wichtiger Inhibitor der Gefäßcalcifizierung. Uncarboxyliertes MGP (ucMGP) ist dementsprechend ein eigenständiger Risikofaktor für Arteriosklerose. In einer aktuellen placebokontrollierten Studie führte die Supplementierung von täglich 180 µg oder 360 µg MK-7 im Vergleich zu Placebo zu einer signifikanten Reduktion des uncarboxylierten MGP (ucMGP) um 31 % bzw. 46 %. Dialysepatienten haben aufgrund einer vorzeitigen Gefäßverkalkung ein hohes kardiovaskuläres Risiko. Bei den Betroffenen sind häufig erhöhte Spiegel an

uncarboxylierten MGP als Zeichen einer unzureichenden diätetischen Aufnahme von Vitamin K_2 nachweisbar. In einer aktuellen Studie mit Dialysepatienten konnte man durch die Supplementierung von 360 µg, 720 µg oder 1080 µg MK-7 dreimal pro Woche über einen Zeitraum von 8 Wochen den Anteil des inaktiven MGP signifikant um 17 %, 33 % bzw. 46 % senken. Danach muss davon ausgegangen werden, dass das individuelle kardiovaskuläre Risiko bei Herz-Kreislauf- und Dialysepatienten durch die Supplementierung von Vitamin K_2 verbessert werden kann.
Bemerkenswert ist, dass man in tierexperimentellen Studien nachweisen konnte, dass sich in der Arterienwand dreimal mehr Vitamin K_2 (MK-4) anreichert als Vitamin K_1. Darüber hinaus konnte man auch eine durch Warfarin ausgelöste Arterienverkalkung vollständig durch Vitamin K_2 nicht aber durch Vitamin K_1 verhindern (**o** Abb. 2.2).

Die K-Vitamere

Vitamin K ist keine einheitliche Substanz, sondern eine Gruppe eng verwandter Derivate mit einer 2-Methyl-1,4-Naphthoquinon-Struktur als gemeinsames Grundgerüst. Diesen Grundkörper, der auch als Menadion bezeichnet wird, enthalten alle Vitamin-K-Derivate. Menadion kommt in der Natur nicht vor, kann aber synthetisch hergestellt werden und ist auch bekannt unter der Bezeichnung Vitamin K_3. Die einzelnen Substanzen aus der Gruppe der K-Vitamine werden auch als K-Vitamere bezeichnet. Sie unterscheiden sich vor allem durch die Länge und Sättigung der isoprenoiden Seitenkette am C3.
Die wichtigsten natürlich vorkommenden K-Vitamine sind das in grünen Pflanzen enthaltene Phylloquinon, auch als Vitamin K_1 bekannt sowie das von Darmbakterien (z. B. Bacteroides) mit unterschiedlich langen Seitenketten gebildete Menaquinon, auch als Vitamin K_2 bezeichnet. Vitamin K_1 enthält eine Phytylseitenkette mit 20 C-Atomen, also eine einfach ungesättigte lipophile Seitenkette mit 4 Isopren-Einheiten. In Pflanzen ist Phylloquinon beispielsweise ein funktioneller und struktureller Bestandteil der Photosynthese. Vitamin K_1 wird von Pflanzen und Algen synthetisiert. Es kommt dementsprechend vor allem in grünem Blattgemüse wie Grünkohl (145 µg/100 g), Rosenkohl (177 µg/100 g), Brokkoli (180 µg/100 g) und Spinat (380 µg/100 g) vor und macht etwa 90 % des über die Nahrung aufgenommen Vitamin K aus.

Vitamin K_2 besteht aus einer Gruppe von Menaquinonen, die durch die Länge ihrer Isoprenoid-Seitenkette – einer lipophilen, mehrfach ungesättigten Seitenkette von variabler Länge – gekennzeichnet sind. Ein Menaquinon mit 7 Isoprenoid-Einheiten hat man früher Vitamin K_{35} genannt, da eine Isoprenoid-Einheit fünf C-Atome enthält. Heute werden Menaquinone im Allgemeinen als MK-n bezeichnet, wobei n für die Anzahl der Isoprenoid-Einheiten steht. Menaquinon-4 (MK-4) und Menaquinon-7 (MK-7) sind unter präventiven und therapeutischen Aspekten die wichtigsten beiden Vertreter von Vitamin K_2 mit vier bzw. sieben Isoprenoid-Einheiten. Menaquinone finden sich vor allem in tierischen Lebensmitteln wie Rinderleber sowie in bakteriell fermentierten Nahrungsmitteln wie Joghurt und einigen Käsesorten (z. B. MK-8 und MK-9: 5–20 µg/100 g). Die reichhaltigste Quelle für MK-7 mit 10 µg/g ist ein japanisches Gericht mit einer langen Ernährungstradition namens Natto, das aus bakteriell fermentierten Sojabohnen besteht. Das Bakterium, das im Soja MK-7 produziert heißt *Bacillus subtilis natto*. Die ersten schriftlichen Dokumente über Natto finden sich in dem japanischen Buch „Shin Sarugakki“ von Fujiwara no Akihira, der von 989 bis 1066 vor Christus lebte.

Unterschiede zwischen Vitamin K_1 und Vitamin K_2

Von den verschiedenen K-Vitameren Phylloquinon und Vitamin K_2 als Menaquinon-4 (MK-4) oder Menaquinon-7 (MK-7) sind als Nahrungsergänzungsmittel vor allem Vitamin K_1 und Menaquinon-7 interessant. Dabei weist das aus Natto gewonnene MK-7 einige physikochemische Vorteile gegenüber dem Vitamin K_1 auf. Menaquinon-7 (MK-7) ist aufgrund seiner Molekülstruktur lipophiler und besitzt im Vergleich zu Vitamin K_1 eine deutlich längere Halbwertszeit (HWZ: 3 Tage). Bei regelmäßiger Zufuhr von MK-7 resultieren daher nicht nur stabilere, sondern auch etwa 7–8-fach höhere Blutspiegel. Im Vergleich zu Vitamin K_1 ist die Verteilung von MK-7 in verschiedenen Geweben signifikant besser. MK-7 ist daher auch effizienter in der Carboxylierung extrahepatischer (z. B. Osteocalcin) und hepatischer Proteine (z. B. Prothrombin). Im Vergleich zu MK-7 ist bei MK-4 eine orale Bioverfügbarkeit in nutritiven Dosierungen (z. B. 420 µg MK-4) nicht nachweisbar. Die in der Nahrung enthaltene geringe MK-4-Menge trägt damit auch nicht zum Aufbau des

Vitamin-K-Status und Carboxylierungsgrads Vitamin-K-abhängiger Proteine bei.

Vitamin K und Vitamin-K-Antagonisten

Aufgrund der wesentlich besseren Bioverfügbarkeit von MK-7 ist auch das Risiko für die pharmakodynamische Interaktion mit Vitamin-K-Antagonisten deutlich höher als bei Vitamin K_1. Während man in Studien eine Senkung des INR-Werts (INR-Senkung von 2 auf 1,5) bei Einnahme von Vitamin K_1 > 300 µg täglich beobachten konnte, trat diese bei MK-7 bereits bei > 100 µg auf. Viele Nahrungsergänzungsmittel sind zurzeit auf dem Markt mit einer Tagesdosierung von 45 µg MK-7 und mehr. Aktuelle Dosis-Findungs-Studien der Universität Maastricht, die den Einfluss von täglich 10 µg, 20 µg und 45 µg MK-7 auf die gerinnungshemmenden Eigenschaften von Vitamin-K-Antagonisten untersucht haben, zeigen, dass sogar bereits unter der täglichen Supplementierung von 10 µg MK-7 eine signifikante Störung der Einstellung der Blutgerinnung auftreten kann. Da die Aufnahme von Vitamin K_1 (z. B. Gemüse) und Vitamin K_2 (z. B. MK-7) die Wirksamkeit der Vitamin-K-Antagonisten abschwächen kann, darf die Supplementierung von Vitamin K unter einer Therapie mit Cumarin-Antikoagulanzien immer nur unter strenger ärztlicher Kontrolle und individueller Dosisanpassung erfolgen.

Beispiel: Coenzym Q_{10} und Statine

Statine hemmen nicht nur die Synthese des Cholesterins, sondern auch die anderer, aus Isopentenylpyrophosphat (Isopentenyl-PP) aufgebauter Biomoleküle (Abb. 2.3), wie die des körpereigenen Coenzym Q_{10} (Ubiquinon/Ubiquinol). Bereits Anfang der 1990er Jahre berichteten die ersten Studien über eine Abnahme der Coenzym-Q_{10}-Konzentrationen im Serum durch Statine. Mittlerweile liegen über zehn kontrollierte Studien am Menschen vor, die eine Beeinträchtigung des Q_{10}-Status unter Statingabe belegen. Studien an Patienten mit Hypercholesterinämie zeigen zum Beispiel eine signifikante und dosisabhängige Reduktion der Coenzym Q_{10}-Spiegel im Serum unter einer Therapie mit Pravastatin oder Lovastatin.

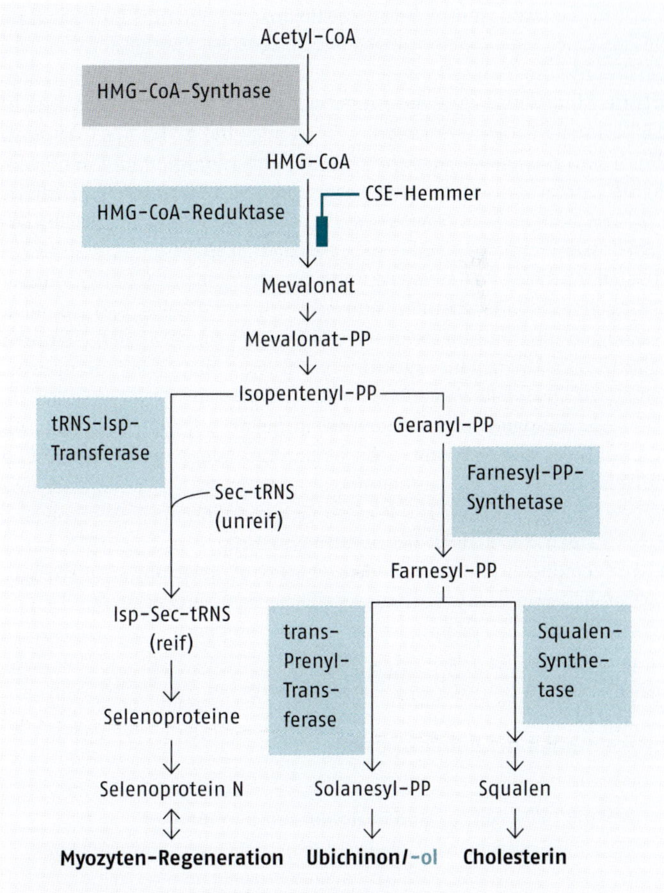

Abb. 2.3 Interferenzen zwischen CSE-Hemmern, Coenzym Q_{10} und Selenhaushalt. Selen und Coenzym Q_{10}: Die selenabhängie Thioredoxin-Reduktase-1 (Zytosol) ist die effektivste CoQ_{10}-Reduktase außerhalb der Mitochondrien! Isp = Isopentenyl-, Sec-tRNS = Selenocystein-Transfer-Ribonulceinsäure, -PP = pyrophosphat

Das Nebenwirkungsprofil der Statine beinhaltet neben gastrointestinalen Beschwerden vor allem Störungen des muskulären Energiestoffwechsels, der in physiologischer Weise eng mit dem Coenzym-Q_{10}-Status assoziiert ist. Müdigkeit, Schwäche, Muskelschmerzen (vor allem bei körperlicher Aktivität) und Myopathien werden auch bei schlechter Coenzym-Q_{10}-Versorgung, Störungen der Mitochondrienfunktion und des Selenstatus beobachtet. Ein biochemisch und pharmakologisch plausibler Erklärungsansatz könnte dabei die statininduzierte mitochondriale Dysfunktion als Folge der Coenzym-Q_{10}-Depletion spielen.
In einer Studie an Patienten, die unter der Therapie mit Statinen Muskelschmerzen und Myopathien entwickelten, wurde der Einfluss einer 30-tägigen Intervention mit Coenzym Q_{10} (100 mg tgl.) oder Vitamin E (400 IE tgl.) untersucht. Ergebnis: Die 30-tägige Supplementierung von Coenzym Q_{10} führte zu einem deutlichen Rückgang der Schmerzen um 40 % und der damit verbundenen Beeinträchtigung der Alltagsaktivitäten um 38 %. Dagegen war in der Vitamin-E-Gruppe kein Effekt nachweisbar.

2.2 Pharmakokinetische Interaktionen

Pharmakokinetische Interaktionen zwischen Arzneimitteln und Mikronährstoffen zeigen sich u. a. bei der Resorption, Biotransformation und Ausscheidung. Sie beginnen mit der verminderten Bioverfügbarkeit eines Arzneimittels oder eines Mikronährstoffs im Magen-Darm-Trakt, dem Schauplatz der meisten pharmakokinetischen Wechselwirkungen.

Interaktionen bei der Resorption

Beispiel: Vitamin B_{12} und Protonenpumpenhemmer

Protonenpumpenhemmer (z. B. Omeprazol) können bei langfristiger Anwendung durch eine Reduktion der aktiven Vitamin-B_{12}-Resorption zu einem Vitamin-B_{12}-Mangel führen (Vitamin B_{12} im Serum: <450 pg/ml). Vitamin B_{12} wird zu etwa 99 % pH-abhängig aktiv resorbiert. Nur 1 % des Vitamins werden passiv, d. h. pH-unabhängig aufgenommen.

Vitamin B_{12} ist in unserer Nahrung an Proteine (R-Protein) gebunden und muss aus dieser Bindung zunächst im Magen pH-abhängig durch Salzsäure und Pepsin freigesetzt werden. Danach wird das Vitamin pH-abhängig an den Intrinsic-Faktor (→ IF-Vitamin-B_{12}-Komplex) gebunden. Im terminalen Ileum erfolgt die zelluläre Vitamin-B_{12}-Aufnahme in das Mukosaepithel mithilfe spezifischer Rezeptoren der Bürstensaummembran. Der IF-Vitamin-B_{12}-Komplex bindet dabei an Cubilin, das zusammen mit einem weiteren Protein, dem Megalin, die calciumabhängige, rezeptorvermittelte Endozytose einleitet (○ Abb. 2.4). Personen, die regelmäßig Protonenpumpenhemmer zur Senkung der Magensäuresekretion einnehmen, vor allem ältere Menschen, sollten auf die Bedeutung der Vitamin-B_{12}-Versorgung und die potenzielle Störungen durch Säureblocker hingewiesen werden. Bis zu 40 % der älteren Menschen über 60 Jahre können zudem als Folge einer atrophischen Gastritis mit Vitamin B_{12} unterversorgt sein. Im Hinblick auf die Vitamin-B_{12}-Versorgung ist eine langfristige Medikation mit Protonenpumpenhemmern bei diesen Patienten besonders problematisch. Der Vitamin-B_{12}-Status sollte bei diesen Patienten in jedem Fall 1–2-mal jährlich labordiagnostisch (z. B. Holoc-TC) kontrolliert werden.

Laborparameter, die eine gute Vitamin-B_{12}-Versorgung anzeigen sind z. B. das Vitamin B_{12} im Serum (gute Versorgung: 550–1000 pg/ml) und das Holo-Transcobalamin im Serum (gute Versorgung: Holo-TC: ≥ 70 pmol/l). Da die passive Intrinsic-Faktor-unabhängige Resorption von Vitamin B_{12} mit nur 1 % sehr niedrig liegt, sollte Vitamin B_{12} zur oralen Applikation entsprechend hoch dosiert werden (z. B. 500–1000 µg Vitamin B_{12} tgl.). Vitamin B_{12} wird auch über die Mundschleimhaut gut aufgenommen, das belegen Studien in denen der Vitamin-B_{12}-Status auch durch Applikation einer Vitamin-B_{12}-haltigen Lutschtablette (Lta) verbessert wurde. Die effektivste Methode zur Kompensation des Vitamin-B_{12}-Status ist jedoch die parenterale Applikation (z. B. 1000 µg Hydroxocobalamin/Monat, i. m.).

Neben einem Mangel an Vitamin B_{12} können Protonenpumpenhemmern bei langfristiger Einnahme auch zu Verwertungsstörungen von Magnesium (→ Risiko einer Hypomagnesiämie), Calcium, Zink, Eisen und Vitamin C führen.

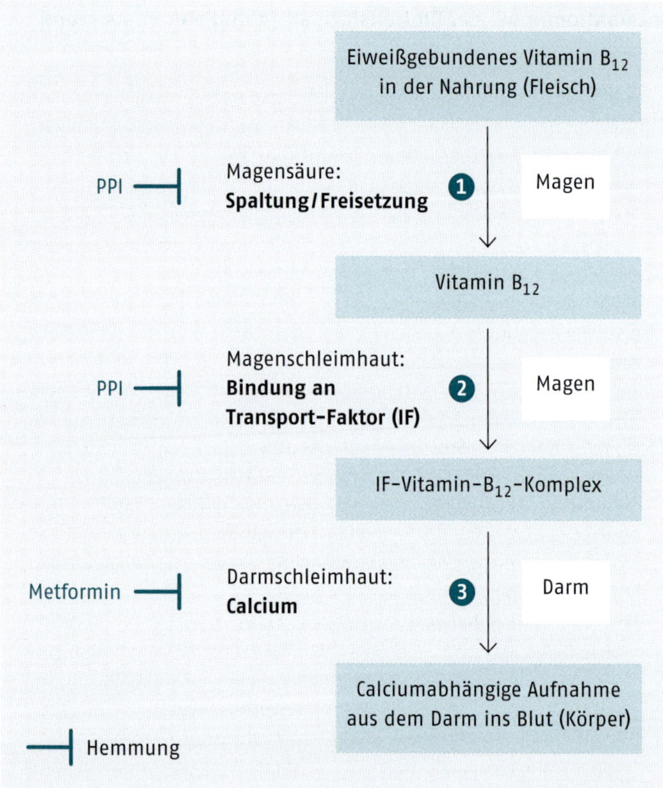

Abb. 2.4 Hemmung der aktiven Vitamin-B_{12}-Aufnahme durch Protonenpumpenhemmer und Metformin

Interaktionen bei der Biotransformation und Metabolisierung

Beispiel: Vitamin D und Arzneimittel (z. B. Antiepileptika)

Arzneimittelinduzierte Störungen des Vitamin-D-Haushalts erscheinen im Hinblick auf das hohe präventivmedizinische Potenzial des Sonnenvitamins im neuen Licht. Von zahlreichen Arzneimitteln ist bekannt, dass sie mit dem Vitamin-D-Stoffwechsel interferieren. Ein arzneimittelinduzierter Vitamin-D-Mangel (25-OH-D < 20 ng/ml) kann sich unter anderem in einem sekundären Hyperparathyreoidismus, Störungen der Knochenmineralisierung bis hin zur Osteoporoseentstehung äußern. Bekannte Beispiele hierfür sind die antiepileptika-, corticoid- oder virustatikainduzierte Osteopathie. Arzneistoffe, wie das Antiepileptikum Phenytoin oder das Glucocorticoid Dexamethason, können den Pregnan-X-Rezeptor stimulieren und hierüber die 24-Hydroxylase (24-OHase) induzieren (○ Abb. 2.5). Die 24-OHase baut 25-OH-Vitamin D und 1,25-$(OH)_2$-Vitamin D in nicht mehr stoffwechselaktive Vitamin-D-Metaboliten ab. Vitamin D wird dadurch inaktiviert und verliert seine Stoffwechselfunktion. Das bedeutet: Arzneistoffe, die den Pregnan-X-Rezeptor stimulieren, können potenziell alle negativen Folgen auslösen, die mit einem Vitamin-D-Mangel assoziiert sind (□ Tab. 2.2).
Wer regelmäßig Antiepileptika einnehmen muss, sollte in der Apotheke und Arztpraxis auf die Bedeutung des Vitamin-D-Haushalts und das individuelle Knochenrisiko durch einen Vitamin-D-Mangel hingewiesen werden. Ohne eine adäquate Vitamin-D-Supplementierung (3000–6000 IE Vitamin D/d, p. o., besser: 50–60 IE Vitamin D pro kg KG pro Tag) führt eine Langzeitmedikation mit Antiepileptika häufig zu einem Vitamin-D-Mangel (25-OH-D < 20 ng/ml bzw. < 50 nmol/l). Insbesondere Heranwachsende mit geringer körperlicher Aktivität, dunkelhäutige Menschen, Übergewichtige sowie multiple beeinträchtige Patienten mit geringer UV-B-Licht-Exposition sind gefährdet.
Ein arzneimittelbedingter Vitamin-D-Mangel äußert sich vor allem auf der Ebene des Knochen- und Muskelstoffwechsels (z. B. Knochen-, Muskelschmerzen), kann aber auch das Immunsystem und das Herz-Kreislauf-System betreffen.

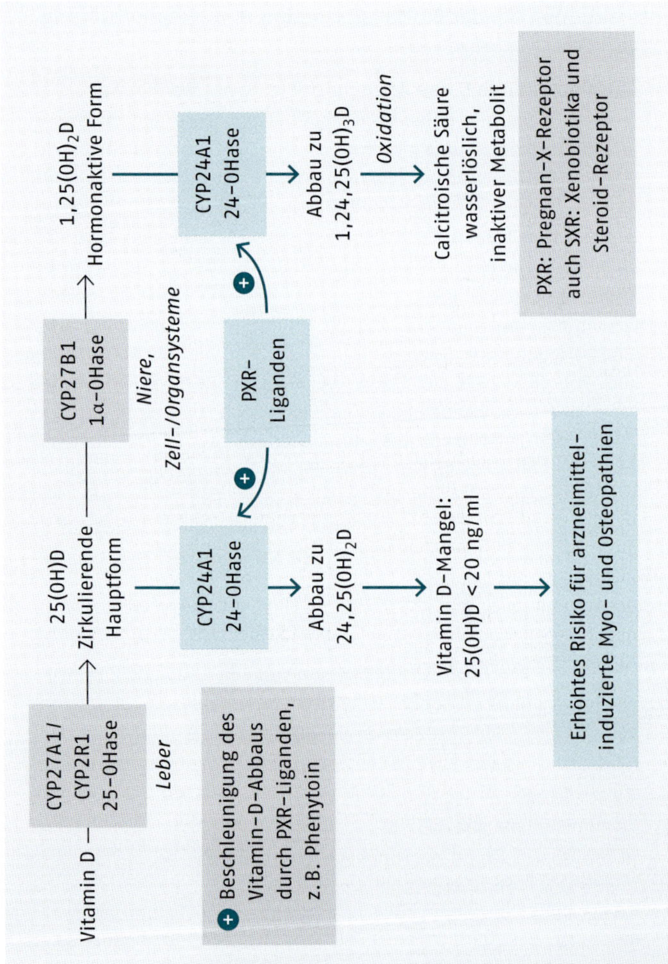

Abb. 2.5 PXR-vermittelter arzneimittelinduzierter Abbau von Vitamin D (Modell)

Hinweis: Grundsätzlich sollte bei jeder Langzeitmedikation der 25-OH-Vitamin-D-Status des behandelten Patienten kontrolliert werden, da bisher noch nicht alle Agonisten des Pregnan-X-Rezeptors unter den Arzneistoffen, die Vitamin D abbauen können, beschrieben worden sind. Die Interaktion mit dem Pregnan-X-Rezeptor dürfte allerdings nur eine Möglichkeit sein, wie Arzneimittel den Vitamin-D-Haushalt stören. Ein 25-OH-Vitamin-D-Status unter 30 ng/ml führt nach aktuellen Studien bereits zu einer vorzeitigen Alterung des Knochens, was sich vor allem in einer reduzierten Belastbarkeit und den mechanischen Eigenschaften des Knochens äußert. Ein optimaler 25-OH-Vitamin-D-Status liegt bei 40–60 ng/ml bzw. 100–150 nmol/l! In einer aktuellen Metaanalyse aus dem Juni 2014 von Garland et al. (AJPH, 2014) konnte gezeigt werden, dass ein 25-OH-D-Status von 0–9 ng/ml im Vergleich zu einem normalen 25-OH-D-Wert von >30 ng/ml die allgemeine Mortalität um 90 % steigert ($p < 0{,}001$). In dieser Studie lag der Schwellenwert zur Reduktion der allgemeinen Sterblichkeit bei 30 ng/ml bzw. 75 nmol/l.
In der Praxis hat sich zum schnellen Ausgleich eines Vitamin-D-Mangels initial die hoch dosierte Einnahme von Vitamin D_3 bewährt. Bei einem Auto, das wegen Ölmangels kurz vor einem Kolbenfresser steht, würde man ja auch nicht an je 100 Tankstellen tropfenweise Öl nachfüllen, um das Schlimmste zu vermeiden. Mithilfe einer einfachen Formel, welche das Körpergewicht miteinbezieht, lässt sich die initiale Vitamin-D_3-Dosierung (VDI) einfach berechnen:

Vitamin-D_3-Initialdosis (VDI) in IE = 40 × [Zielwert (nmol/l) – Ausgangswert (nmol/)] × kg Körpergewicht (KG).

Beispiel: Zielwert = 150 nmol/l, Ausgangswert = 15 nmol/l, Körpergewicht = 75 kg
Vitamin-D_3-Initialdosis = 40 × [150–15] × 75 = 405 000 IE Vitamin D_3

Die errechnete Vitamin-D_3-Initialdosis (VDI) sollte etwa auf 7–10 Tage verteilt werden (Bsp.: VDI = 405 000 IE → 10 Tage lang 40 000 IE Vitamin D täglich). Im Anschluss sollten täglich 40–60 IE Vitamin D pro kg KG eingenommen werden. Eine Erfolgskontrolle der Vitamin-D-Therapie sollte frühestens nach 6–8 Wochen labordiagnostisch durch die Messung des 25-OH-D im Serum überprüft werden (Abb. 2.6).

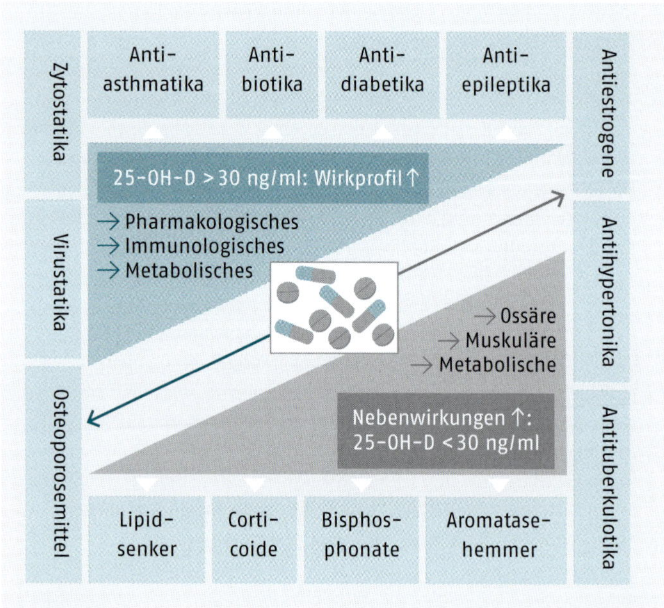

o Abb. 2.6 Einfluss von Vitamin D auf das Wirk- und Nebenwirkungsprofil von Arzneimitteln

Interaktionen bei der Ausscheidung (Exkretion)

Unter einer Therapie mit Diuretika sind aufgrund der renalen Hyperexkretion prinzipiell multiple Mikronährstoffverluste, insbesondere der wasserlöslichen Vitamine und Mineralstoffe, zu erwarten (o Abb. 2.7).

Tab. 2.2 Arzneistoffe, die den Pregnan-X-Rezeptor (PXR) aktivieren können (Auswahl)

PXR-Liganden	Beispiele
Androgenrezeptor-Antagonisten	Cyproteronacetat
Antiepileptika	Phenytoin, Carbamazepin
Antiestrogene	Tamoxifen
Antihypertonika	Nifedipin, Spironolacton
Antimykotika	Clotrimazol
Antiretrovirale Arzneimittel (NNRTI/Proteasehemmer)	Efavirenz, Nevirapin/Ritonavir, Saquinavir
Antituberkulotika	Rifampicin
Glucocorticoide	Dexamethason
Phytopharmaka	Kava kava, Johanniskraut (Hyperforin)
Zytostatika	Cyclophosphamid, Paclitaxel

Beispiel: Mineralstoffe und Diuretika

Thiazide (z. B. Hydrochlorothiazid) und Schleifendiuretika (z. B. Furosemid, Torasemid) können zu einem erheblichen Verlust an Magnesium und Kalium führen. Dem Magnesiummangel kommt dabei eine zentrale Bedeutung zu, da er den Kaliummangel nach sich zieht. Bei Magnesiummangel strömen Kaliumionen wie aus einem löchrigen Eimer aus den Zellen und gehen mit dem Urin verloren. Die Folgen sind Störungen der Erregbarkeit des Herz- und Skelettmuskels, die sich häufig zuerst in Form von nächtlichen Wadenkrämpfen äußern. Bei diesen Warnsignalen sollten zunächst die Magnesiumdepots wieder aufgefüllt werden, da Magnesium über die Na^+/K^+-ATPase die zelluläre Kaliumhomöostase reguliert. Andernfalls kann sich die Störung des Magnesium- und Kaliumstatus weiter zuspitzen, was u. a. Herzrhythmusstörungen oder eine Erhöhung des Blutdrucks nach sich ziehen kann.

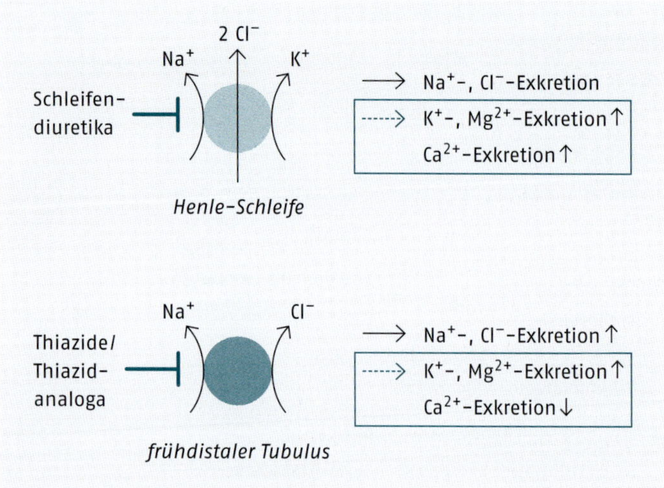

Abb. 2.7 Störungen im Elektrolythaushalt durch Schleifendiuretika und Thiazide

Auch mit Störungen der Glucosetoleranz und des Lipidstoffwechsels muss sowohl bei einem diuretikabedingten Magnesium- als auch bei einem Kaliummangel gerechnet werden, wodurch weiteren kardiovaskulären Risikofaktoren und dem metabolischen Syndrom Vorschub geleistet wird. Ein Magnesiummangel ist wie auch ein Vitamin-D-Mangel eine wesentliche pathophysiologische Ursache für die Insulinresistenz und muss als ein Risikofaktor dem metabolischen Syndrom zu geordnet werden. Über die Beeinflussung der Tyrosinkinase-Aktivität des Insulinrezeptors und der Signalweiterleitung auf Postrezeptorebene verbessert Magnesium die Parameter der glykämischen Kontrolle und des Lipidstoffwechsels. Neben dem Magnesium- und Kaliumhaushalt begünstigt eine langfristige Medikation mit Diuretika auch Störungen im Haushalt wasserlöslicher Mikronährstoffe wie B-Vitamine und Zink.

Interaktionen mit Grapefruit

Die Inhaltsstoffe der Grapefruit, z. B. Furanocumarine und Flavonoide, zählen zwar nicht zu den Mikronährstoffen, sollen aber aufgrund ihres hohen Interaktionspotenzials mit Arzneistoffen an dieser Stelle erwähnt werden. Sekundäre Pflanzeninhaltsstoffe wie Bergamottin, 6',7'-Dihydroxy-Bergamottin, Naringin und Naringenin aus der Grapefruit können die Bioverfügbarkeit zahlreicher oral verabreichter Arzneistoffe erhöhen und dadurch zum Teil schwerwiegende Nebenwirkungen (z. B. Torsade de pointes, Rhabdomyolysen, Nierenschäden) auslösen. Ursache ist die irreversible Hemmung von Cytochrom-P450-Isoenzymen, wie CYP3A4/5. Arzneistoffe, die vor allem durch CYP3A4/5 metabolisiert werden (= CYP3A-Substrate), finden sich in zahlreichen Wirkstoffklassen, darunter:

- Antiarrhythmika (z. B. Amiodaron, Dronedaron),
- Antimalariamittel (z. B. Halofantrin),
- antiretrovirale Medikamente (z. B. Maraviroc),
- Calciumantagonisten (z. B. Felodipin, Nisoldipin),
- Immunsuppressiva (z. B. Ciclosporin, Sirolimus, Tacrolimus),
- Neuroleptika (z. B. Lurasidon, Quetiapin, Ziprasidon),
- Statine (z. B. Simvastatin, Lovastatin),
- Thrombozytenaggregationshemmer (z. B. Clopidogrel).

Aufgrund der Hemmung von CYP3A kommt es durch den Konsum von grapefruithaltigen Produkten (z. B. ganze Früchte, frisch gepresste Säfte, Marmeladen) zu einem Anstieg der systemischen Exposition dieser CYP3A-Substrate. Im Hinblick auf das hohe Risiko für zum Teil lebensgefährliche Nebenwirkungen sollten Patienten aktiv in der Apotheke auf die Wechselwirkungen von grapefruithaltigen Produkten mit Arzneistoffen hingewiesen werden. Patienten, die mit CYP3A-Substraten mit geringer therapeutischer Breite behandelt werden, sollten grundsätzlich auf den Konsum derartiger Produkte verzichten.

2.3 Mitochondriale Toxizität von Arzneimitteln

Die Pathogenese unerwünschter Arzneimittelwirkungen entfaltet sich nicht selten auf dem Boden einer medikationsbedingten Dysfunktion oder Schädigung von Mitochondrien. Die Marktrücknahme einiger Wirkstoffe wie Cerivastatin oder Troglitazon steht sogar im direkten Zusammenhang mit der mitochondrialen Toxizität dieser Substanzen. In der medizinischen Praxis und im Rahmen der Pharmakovigilanz sollte diese Störung zukünftig mehr Beachtung finden.

Der Begriff „unerwünschte Arzneimittelwirkung" (UAW, Nebenwirkung) wurde 1972 von der Weltgesundheitsorganisation als eine Reaktion auf ein Arzneimittel definiert, die schädlich und unbeabsichtigt ist und bei Dosierungen auftritt, wie sie normalerweise beim Menschen zur Prophylaxe, Diagnose oder Therapie oder zur Modifikation physiologischer Funktionen eingesetzt werden. Aktuelle Daten aus Deutschland, Frankreich, Australien und den USA belegen eindrücklich, dass bis zu 20 % aller Krankenhausaufnahmen auf Nebenwirkungen einer Pharmakotherapie beruhen. Nach der Auswertung einer pharmakoepidemiologischen Studie werden die Kosten, die in Deutschland durch UAW-bedingte Krankenhausaufenthalte entstehen, auf jährlich 350–400 Millionen Euro geschätzt. Zu den gefährlichsten Arzneimittelgruppen zählen in absteigender Reihenfolge Zytostatika, Kardiaka, Antihypertensiva, Antikoagulanzien, Antidiabetika und nichtsteroidale Antiphlogistika.

Bis zu 10 % der neu eingeführten Arzneistoffe rufen schwere unerwünschte Arzneimittelwirkungen hervor, die zur Rücknahme des entsprechenden Arzneimittels führen können. Unabhängig davon, ob es sich um neu eingeführte oder schon seit langem eingesetzte Wirkstoffe handelt, erhöht sich das Risiko für Neben- und/oder Wechselwirkungen mit jedem zusätzlich eingenommenen Medikament exponentiell. Bei zahlreichen Arzneimitteln können Nebenwirkungen zumindest teilweise auf eine Störung der Funktion von Mitochondrien zurückgeführt werden. Die Mechanismen, wie Arzneimittel die Mitochondrienfunktion beeinträchtigen können, wurden erst in den letzten Jahren erkannt. Im Folgenden werden grundlegende Stoffwechselfunktionen der Mitochondrien und Folgen einer mitochondrialen Dysfunktion skizziert. Anschließend werden Mechanismen der mitochondrialen Toxizität am Beispiel ausgewählter, häufig eingesetzter Wirkstoffe erläutert und Empfehlungen für die Praxis gegeben.

Mitochondrien: Aufbau und Funktionen

Ein Mitochondrium (griech. mitos: Faden, chondros: Korn) ist ein von einer Doppelmembran umschlossenes, länglich-ovales, subzelluläres Organell mit einem eigenen Genom in Form einer ringförmigen DNS. Mitochondrien sind die Energiekraftwerke unserer Zellen: Über 95 % des in Zellen vorkommenden Adenosintriphosphats (ATP) wird im Zuge der Atmungskette (Elektronentransportkette plus oxidative Phosphorylierung) in den Mitochondrien gebildet. Daneben laufen in Mitochondrien zahlreiche weitere Reaktionen des Energiestoffwechsels ab, etwa die Beta-Oxidation von Fettsäuren mit Bildung von Acetyl-Coenzym A und NADH sowie der Citrat-Zyklus, bei dem unter anderem ebenfalls NADH entsteht. Weitere sehr wichtige mitochondriale Funktionen sind die Regulation der Apoptose sowie die Synthese von Eisen-Schwefel-Clustern, die für die Synthese von Atmungskettenenzymen benötigt werden.

In einer einzelnen Körperzelle finden sich abhängig von deren Funktion und Energiebedarf einige Hundert bis mehrere Tausend Mitochondrien. Die meisten Organe enthalten 500–2000 Mitochondrien pro Zelle, was etwa 15–20 % des Gesamtzellvolumens (GZV) entspricht. Besonders reich an Mitochondrien sind Zellen mit hohem Energiebedarf, wie Muskelzellen (z. B. äußere Augenmuskeln: etwa 60 % des GZV), Herzmuskelzellen (etwa 35–40 % des GZV), Nervenzellen, Sinneszellen (z. B. Farb-Rezeptor-Zellen in der Retina: etwa 80 % des GZV) und Eizellen (bis zu 100 000 Mitochondrien/Zelle).

Aufbau der Mitochondrien und Lokalisation der Enzyme

Die glatte Außenmembran grenzt das Organell zum Zytoplasma hin ab und enthält verschiedene Transportproteine, die unter anderem den Austausch von Nährstoffen und ATP zwischen Zytosol und dem Inneren der Mitochondrien (Matrix) regulieren. Zwischen der äußeren und der inneren Membran liegt ein schmaler Intermembranraum. Die innere Membran ist hoch strukturiert und bildet zahlreiche Einstülpungen, so genannte Cristae, die in die innere Matrix des Mitochondriums hineinreichen. In der Innenmembran sind die Enzyme der Atmungskette und der oxidativen Phosphorylierung eingelagert. In der mitochondrialen Matrix befinden sich unter anderem die Enzyme des Citrat-Zyklus und der Fettsäureoxidation sowie die mitochrondriale DNS (mtDNS). Also die Enzymausstattung für die wichtigsten Funktionen des Mitochondriums, wie Beta-Oxidation von Fettsäuren, Energiegewinnung und Stoffwechselfunkton des Citratzyklus und mitochondriale Atmungskette (○ Abb. 2.8).

Das Mitochondrien-Genom

Das mitochondriale Genom besteht aus einer ringförmigen Doppelstrang-DNS, die aus 16569 Basenpaaren zusammengesetzt ist. Die mtDNS macht ungefähr 1 % der in einer Zelle enthaltenen DNS aus und ist die einzige extranukleäre DNS. Durch die mtDNS werden etwa 15 % der mitochondrialen Proteine kodiert, die übrigen mitochondrialen Proteine sind nukleär kodiert. Die mtDNS weist gegenüber der nukleären DNS (nDNS) eine um das 10-Fache erhöhte Mutationsrate auf. Grund hierfür ist, dass die mtDNS wegen der in den Mitochondrien ablaufenden oxidativen Phosphorylierung einer höheren Konzentration an reaktiven Sauerstoffnebenprodukten ausgesetzt ist. Die mtDNA wird zudem nicht durch Histone geschützt und besitzt nicht alle Reparaturmechanismen des Zellkerns. Zufällige Replikationsfehler oder DNS-Schäden durch exogene Noxen (z. B. Arzneimittel) können daher vermehrt zu Mutationen führen, die nicht behoben werden können. Das mitochondriale Genom wird nahezu ausschließlich maternal vererbt, obwohl in seltenen Einzelfällen auch paternale mtDNS nachweisbar sein kann.

Atmungskette und oxidative Phosphorylierung

Die mitochondriale Atmungskette ist das Herzstück der Zellatmung bzw. des zellulären Energiestoffwechsels, da die Hauptmenge des in der Zelle vorliegenden ATP durch die so genannte Atmungsketten-Phosphorylierung (Komplex I–V) gebildet wird. In der mitochondrialen Elektronentransportkette werden Elektronen (e^-) von den bei der Oxidation von Glucose und Fettsäuren entstehenden Redoxäquivalenten (NADH) unter Bildung von Wasser auf Sauerstoff übertragen. Die Elektronen gelangen über die Elektronen-Carrier $NADH/H^+$ und $FADH_2$ aus dem Citrat-Zyk-

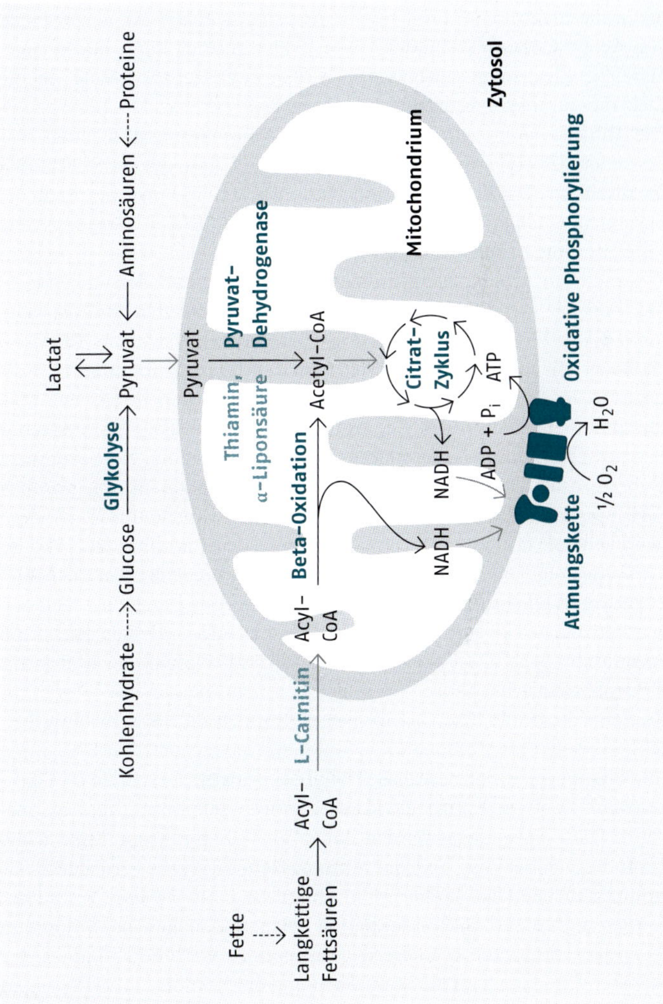

Abb. 2.8 Aufbau und Funktionen des Mitochondriums

lus in die Elektronentransportkette. Aus einem Acetylrest, der in Form von Acetyl-Coenzym A in den Citrat-Zyklus gelangt, können acht energiereiche Elektronen gewonnen und über NADH bzw. $FADH_2$ in die Elektronentransportkette eingebracht werden.
Die Abbauprodukte von Kohlenhydraten, Aminosäuren und Fetten, insbesondere Acetyl-Coenzym A, werden im Citrat-Zyklus vollständig metabolisiert. Die dabei gewonnene Energie wird in Form von Reduktionsäquivalenten (z. B. NADH) der mitochondrialen Atmungskette („Zellatmung") und schließlich der ATP-Synthese zugeführt. Coenyzm Q_{10} und Cytochrom c stellen die Verknüpfung zwischen den vier elektronentransportierenden Multienzymkomplexen I–IV der Atmungskette her (○ Abb. 2.9). Während des Elektronentransfers werden Protonen (H^+) aus der mitochondrialen Matrix in den Intermembranraum transportiert. In den Enzymkomplexen I und III werden für jeweils zwei durchfließende Elektronen vier Protonen in den Zwischenraum verschoben, im Enzymkomplex IV sind es pro zwei Elektronen zwei Protonen. Dabei entsteht ein elektrochemischer Protonengradient, der von der ATP-Synthase (Komplex V) in der inneren Mitochondrienmembran genutzt wird, um aus ADP und anorganischem Phosphat (Pi) ATP zu synthetisieren. Die Konservierung der hierbei frei werdenden Energie in Form von ATP wird als oxidative Phosphorylierung bezeichnet. Das neu synthetisierte ATP wird durch die Adenin-Nukleotid-Translokase im Austausch gegen ADP zur erneuten ATP-Synthese von der Matrix ins Zytosol befördert.
Zu den Cofaktoren bzw. Coenzymen der mitochondrialen Atmungskettenkomplexe I bis V zählen unter anderem Coenzym Q_{10} als Ubiquinon und Ubiquinol, Riboflavin als $FADH_2$, Niacin als NADH, Eisen als Eisen-Schwefel-Zentren, Kupfer als Kupfer-Zentren, Vitamin C und Magnesium. Diese Substanzen werden daher auch als mitotrope Mikronährstoffe bezeichnet. Ein Teil der Atmungskettenenzyme wird durch die mitochondriale DNS kodiert: Die Komplexe I, III, IV und V sind aus mitochondrial und nukleär kodierten Polypeptiden aufgebaut, Komplex II enthält nur nukleär kodierte Polypeptide. Von radikalinduzierten Schäden sind vor allem die Komplexe I und der Komplex IV betroffen, da diese überwiegend von der mtDNS kodiert werden

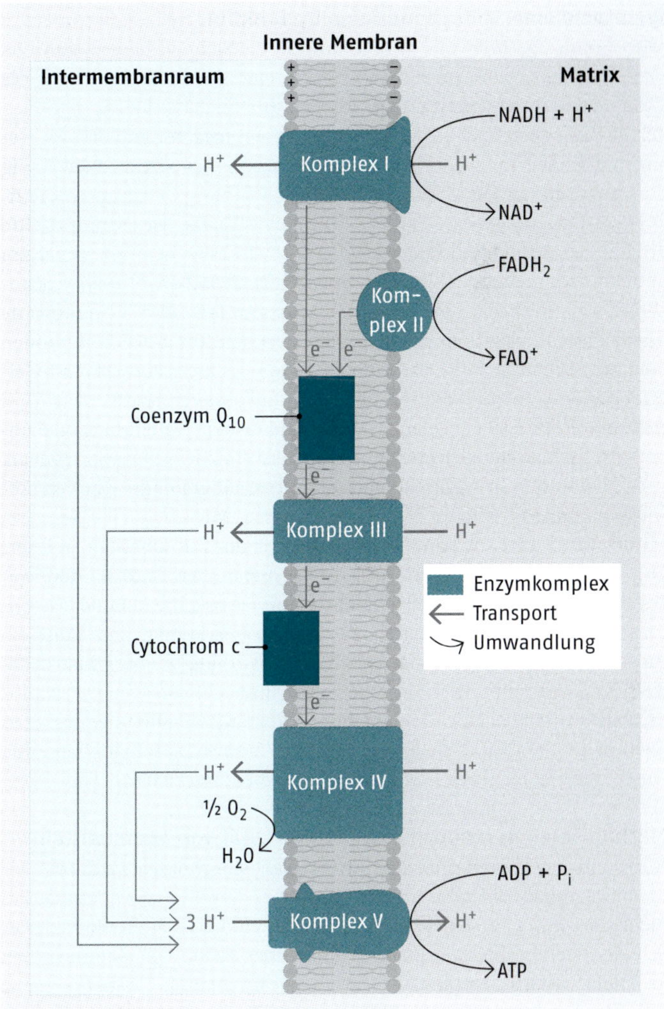

Abb. 2.9 Coenzym Q_{10}, Cytochrom c und elektronentransportierende Multienzymkomplexe der Atmungskette

Symptome einer mitochondrialen Dysfunktion

Mitochondriopathien sind Erkrankungen, die sich auf dem Boden von Veränderungen eines oder mehrerer Proteine der Beta-Oxidation, des Citrat-Zyklus oder der Atmungskette einschließlich der hierfür erforderlichen mitochondrialen Membrantransportprozesse entwickeln. Im engeren Sinne handelt es sich um primäre und sekundäre Störungen von Enzymen, die an der zellulären Energiegewinnung beteiligt sind (z. B. Pyruvat-Dehydrogenase, Carnitin-Palmitoyl-Transferase, NADH-Dehydrogenase). Mitochondriale Erkrankungen sind biochemisch, genetisch und klinisch heterogen. Man unterscheidet zwischen *primären* Mitochondriopathien, die vererbt werden, und *sekundären* Mitochondriopathien, die auf Mutationen der mtDNS beruhen, die erworben wurden oder sich im Laufe des Lebens entwickelten. Letztere können zum Beispiel durch Arzneimittel, oxidativen oder nitrosativen Stress sowie Mikronährstoff-Mangel entstehen. Neben Gendefekten, Mutationen und arzneimittelinduzierten Schäden gibt es aber zahlreiche weitere Störebenen, auf deren Boden sich primäre und sekundäre Mitochondriopathien entwickeln können.

Mitochondriopathien können in jedem Lebensalter auftreten und alle Organe betreffen – vor allem solche mit einem hohen Energie- und Sauerstoffumsatz, wie Gehirn, Herzmuskulatur, endokrine Organe, blutbildendes System, Leber, Nieren, neuromuskuläres System und Sinnesorgane. Sie präsentieren sich häufig mit einer neurologischen Symptomatik (z. B. Neuropathien). Das klinische Spektrum reicht von schweren Multiorganerkrankungen, die sich bereits im frühen Kindesalter manifestieren (z. B. Leigh-Syndrom), bis hin zu leichten monosymptomatischen Verläufen, die erst im Erwachsenenalter in Erscheinung treten.

Mechanismen der mitochondrialen Toxizität von Arzneimitteln

Aufgrund ihrer komplexen und vulnerablen Morphologie (z. B. Doppelmembran) sowie der zahlreichen elementaren Funktionen verwundert es nicht, dass Mitochondrien häufig im Mittelpunkt arzneimittelinduzierter Schäden stehen. Die Marktrücknahme einer Reihe von Arzneimitteln (z. B. Cerivastatin, Troglitazon) steht sogar im direkten Zusammenhang mit der mitochondrialen Toxizität der enthaltenen Wirkstoffe.

Tab. 2.3 Mechanismen arzneimittelinduzierter mitochondrialer Funktionsstörungen

Mechanismus	Wirkstoff(e) und Wirkstoffgruppe (Beispiele)
Hemmung von Enzymen der Atmungskette	Simvastatin (CSE-Hemmer), Metformin (orales Antidiabetikum), Amiodaron (Antiarrhythmikum), Haloperidol (Neuroleptikum)
Entkopplung der oxidativen Phosphorylierung	Ibuprofen, Diclofenac (NSAID), Tamoxifen (Antiestrogen)
Hemmung der Fettsäure-Beta-Oxidation	Tetracycline (Antibiotika), Tamoxifen (Antiestrogen)
Lipidperoxidation und mitochondriale Glutathion-Depletion	Epirubicin, Cisplatin (Zytostatika), Valproinsäure (Antiepileptikum), Paracetamol (Analgetikum)
Depletion der mitochondrialen DNS (mtDNS)	Stavudin, Didanosin (Nukleosidanaloga)
Störungen der Membranpermeabilität und -integrität	Epirubicin, Doxorubicin (Zytostatika)

Zu den wesentlichen Mechanismen mitochondrialer Schäden durch Arzneimittel zählen:

- Hemmung von Enzymkomplexen der mitochondrialen Atmungskette,
- Entkopplung der oxidativen Phosphorylierung,
- Hemmung der Beta-Oxidation von Fettsäuren,
- Lipidperoxidation und mitochondriale Glutathion-Depletion,
- Depletion der mitochondrialen DNS,
- Störungen der mitochondrialen Membranpermeabilität (z. B. Cardiolipin, Permeabilitätsporen) und -integrität.

Substanzen, die in die mitochondriale Atmungskette und ATP-Synthese eingreifen, werden nach ihrem Wirkort in Hemmstoffe der Atmungskette (Inhibitoren der Komplexe I bis IV), Hemmstoffe der oxidativen Phosphorylierung (Komplex-V-Inhibitoren) und Entkoppler der oxidativen Phosphorylierung (Protonophore) unterteilt. Inhibitoren der Atmungskette, die an den Wasserstoff- und Elektronentransportierenden Komplexen I bis IV angreifen, beeinträchtigen die Oxidation der jeweiligen Substrate. Es sind allein über 60 Substanzen bekannt, die den Atmungskettenkomplex I hemmen können, darunter Amobarbital, Metformin und Simvastatin.

Für die interindividuell unterschiedliche Empfindlichkeit gegenüber arzneimittelbedingten Mitochondrienschäden dürften unter anderem polymorphe Varianten in der Sequenz mitochondrialer Gene, die für die Komplexe der mitochondrialen Atmungskette kodieren, verantwortlich sein. Dies belegen einige Fallberichte, bei denen es unter einer Statintherapie zu seltenen schweren Nebenwirkungen kam, die bei näherer Untersuchung auf einer Mutation in der mitochondrialen DNS beruhten. Als Beispiel hierfür sei der Fall einer simvastatininduzierten Rhabdomyolyse erwähnt, in deren Folge sich eine primäre Mitochondriopathie in Form einer mitochondrialen Enzephalomyopathie mit Laktazidose und Schlaganfall-ähnlichen Episoden manifestierte.

Im Folgenden werden vier Arzneistoffgruppen als Beispiele für die mitochondriale Toxizität von Arzneimitteln vorgestellt.

Analgetika: Paracetamol

Paracetamol ist eines der weltweit am meisten verkauften Analgetika und Antipyretika. Zugleich ist eine Vergiftung mit Paracetamol in den USA eine der häufigsten Ursachen für ein akutes Leberversagen. Pro Jahr treten dort über 100 000 Fälle mit Überdosierungen und bis zu 500 Todesfälle als Folge einer Paracetamol-Vergiftung auf.

Bei der Pathogenese der paracetamolinduzierten Leberschäden spielen morphologische und funktionelle Veränderungen der hepatischen Mitochondrien durch N-Acetyl-p-benzochinonimin (NAPQI) eine wesentliche Rolle (○ Abb. 2.10). Der reaktive Metabolit hat eine hohe Affinität zu mitochondrialen Proteinen und erhöht die Belastung der Lebermito-

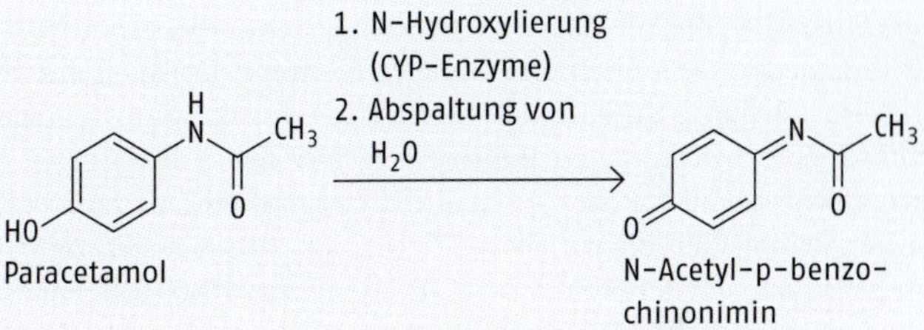

Abb. 2.10 Paracetamol und reaktiver Metabolit N-Acetyl-p-benzochinonimin. **CYP** = Cytochrom P450

chondrien mit Sauerstoff- und Stickstoffradikalen. Der mitochondriale Glutathion-Pool wird dadurch beansprucht und depletiert. In der Folge kommt es zur Öffnung von Proteinporen der Mitochondrienmembran, sodass die Membranpermeabilität für kleine Ionen und Moleküle erhöht ist. Dies wiederum bedingt eine Schwellung der mitochondrialen Matrix und fördert die Lyse der äußeren Mitochondrienmembran. Von den betroffenen Mitochondrien werden in der Folge Apoptosis-Inducing-Faktor und Endonuclease G freigesetzt. Infolge der Überexpression dieser mitochondrialen Proteine kommt es zu einem Caspase-unabhängigen Abbau der zellulären DNS. Diese Prozesse münden in einer zentrilobulären Leberzellnekrose und schließlich im Leberversagen.

N-Acetylcystein hat sich als Antidot in der Therapie von Paracetamol-Vergiftungen bewährt. Durch N-Acetylcystein wird der mitochondriale und zelluläre Glutathion-Pool wieder aufgefüllt, ferner werden toxische Paracetamol-Metaboliten wie NAPQI unter Bildung ungiftiger Konjugate abgefangen und die Funktion der Lebermitochondrien wieder hergestellt. Wird N-Acetylcystein rechtzeitig und in ausreichend hoher Dosis verabreicht, kann hierdurch eine Progression zur irreversiblen Leberzellnekrose mit Leberversagen verhindert werden.

Antiepileptika: Valproinsäure

Unter einer Therapie mit Valproinsäure können schwerwiegende bis tödlich verlaufende Leberfunktionsstörungen auftreten. In Fällen mit fatalem Ausgang wurde ein hepatozellulärer Schaden mit mikrovesikulärer Steatose, Zellschwellung und Nekrose einzelner Zellen beobachtet. Bei einer mikrovesikulären Steatose sind die Hepatozyten mit zahlreichen Lipidvesikeln gefüllt, die vor allem Triglyceride enthalten. Ein zentrales Kompartiment der valproinsäureinduzierten Hepatotoxizität sind die Mitochondrien. Valproinsäure (VPS) verursacht strukturelle Veränderungen an der inneren Mitochondrienmembran, insbesondere der Proteinkonformation. Elektronen-mikroskopische Untersuchungen der Lebermitochondrien von epileptischen Kindern mit Valproinsäure-bedingten Leberschäden zeigen geschwollene Lebermitochondrien, desorganisierte Cristae und eine erhöhte Matrixdichte.
Zur Entwicklung der mikrovesikulären Steatose scheinen eine Hemmung des Enzyms Carnitin-Palmitoyl-Transferase I durch Valproinsäure sowie eine starke Beeinträchtigung der mitochondrialen Beta-Oxidation von mittel- und langkettigen Fettsäuren durch den Valproinsäure-Metaboliten 4-en-VPS wesentlich beizutragen. Valproinsäure vermindert zudem die endogene Biosynthese von L-Carnitin durch den erhöhten Verbrauch von L-Methionin im Rahmen der mitochondrialen Beta-Oxidation von Valproinsäure und zum anderen durch eine verringerte Verfügbarkeit an Alpha-Ketoglutarat. Der Niere kommt für die Homöostase des Carnitin-Haushalts eine zentrale Stellung zu: Über 95 % des ultrafiltrierten Carnitins werden wieder resorbiert. Die renale Clearance von Fettsäure-gebundenem (Acyl-)Carnitin ist signifikant höher (> 3-fach) als die des freien Carnitins. Valproinsäure bindet an L-Carnitin (Valproyl-Carnitin), sodass auch eine erhöhte Ausscheidung von Valproyl-Carnitin zu einem iatrogenen Carnitin-Mangel führen kann.
Ein Carnitin-Mangel infolge einer Valproinsäuretherapie manifestiert sich im Carnitin-Haushalt durch einen Abfall des freien und totalen Carnitin-Gehalts im Serum (< 35 µmol/l) und in der Leber sowie einen Anstieg der Acyl-Carnitin-Spiegel im Serum mit erhöhten renalen Verlusten an Acyl-Carnitin und verringerter renaler Reabsorption von filtriertem L-Carnitin.

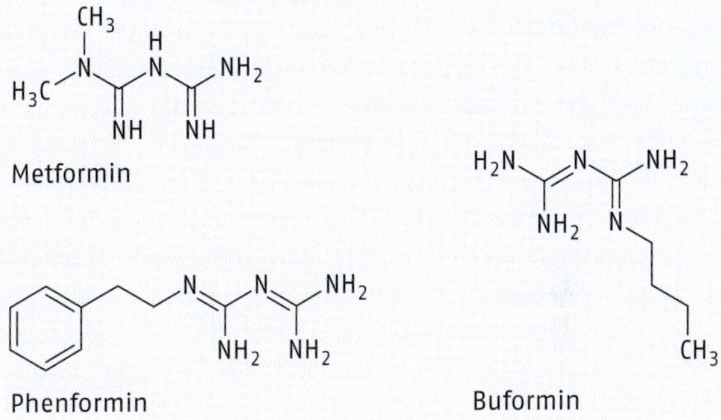

Abb. 2.11 Biguanide (Metformin befindet sich noch auf dem Markt)

Generell sollte unter einer Therapie mit Valproinsäure zur Vorbeugung medikationsbedingter Störungen des Carnitin-Haushalts und der Fettsäure-Beta-Oxidation L-Carnitin supplementiert werden (Erwachsene: 3 × 1000 mg/Tag p. o.; Kinder: 3 × 500 mg/Tag p. o. als Carnitintartrat). Valproinsäure ist aufgrund einzelner Fallberichte bei Patienten mit Mitochondriopathien oder mitochondrialen Funktionsstörungen (z. B. CPT-II-Mangel) kontraindiziert, da ein akutes Leberversagen auch nach einer zunächst guten Therapiephase bei Progression der Grundkrankheit nicht ausgeschlossen werden kann.

Biguanide: Metformin

Das orale Antidiabetikum Metformin aus der Gruppe der Biguanide senkt sowohl den basalen als auch den postprandialen Blutzuckerspiegel. Die pharmakologische Wirkung des Biguanids beruht überwiegend auf einer Hemmung der hepatischen Gluconeogenese und Glykogenolyse sowie einer Steigerung der Insulinsensitivität der Muskulatur und damit einer Verbesserung der peripheren Glucoseaufnahme und -utilisation. Metformin wurde wie die Biguanide Buformin und Phenformin (Abb. 2.11) kurz nach den Sulfonylharnstoffderivaten in die Diabetestherapie eingeführt.

Der komplexe Wirkungsmechanismus der Biguanide, der eine Interaktion mit der mitochondrialen Atmungskette (→ Komplex I) beinhaltet, ist mit dem Risiko schwerwiegender Nebenwirkungen assoziiert. Unter der Einnahme von Biguaniden kommt es häufig zu gastrointestinalen Beschwerden wie Abdominalschmerzen, Durchfall, Erbrechen und Übelkeit. Das Auftreten von kardiovaskulären Komplikationen sowie mehrere Fälle von lebensbedrohlichen Laktazidosen (0,25–1 Fall pro 1000 Patientenjahre) führten dazu, dass Buformin und Phenformin 1978 in Deutschland vom Markt genommen wurden. Buformin und Phenformin reichern sich wegen ihrer höheren Lipophilie im Vergleich zu Metformin stärker in den Mitochondrienmembranen der Leber und Muskulatur an. Das Risiko für Laktazidosen ist daher unter Buformin und Phenformin gegenüber Metformin etwa 20-fach höher. Dennoch können auch unter Metformin in seltenen Fällen (≤ 0,09 Fälle pro 1000 Patientenjahre) Laktazidosen auftreten. Metformin verursacht zwar nur sehr selten eine Laktazidose, diese endet jedoch oft tödlich. Tückisch bei der Laktazidose ist, dass sie unspezifisch beginnt. Der Patient leidet zunächst unter Bauchschmerzen, Übelkeit und Erbrechen, Müdigkeit, Unruhe, Atemnot sowie Fieber und Kreislaufstörungen. Rund die Hälfte der Laktazidose-Fälle verläuft tödlich, da eine intensivmedizinische Betreuung oft zu spät einsetzt. Parallel zu einer Zunahme der Verordnungshäufigkeit trat eine Laktazidose als Nebenwirkung des Metformins in den vergangenen zehn Jahren vermehrt auf. So wurden von 2002 bis 2008 in der Europäischen Union 37 Todesfälle unter Metformin gemeldet, von denen 29 durch eine Laktazidose bedingt waren.

Die regelmäßige Einnahme von Metformin stört darüber hinaus in erheblichem Umfang die Aufnahme von Vitamin B_{12} aus der Nahrung, indem es die aktive Calcium-abhängige Resorption des Komplexes aus Vitamin B_{12} und Intrinsic-Faktor hemmt (◉ Abb. 2.4)

Ein Mangel an Vitamin B_{12} und/oder Folsäure kann zu einer Störung im Methylgruppenstoffwechsel führen, der auch die mitochondriale Integrität beeinträchtigt. In der Folge können Neuropathien, Retinopathien und Störungen der kognitiven Leistungsfähigkeit (→ Hirnatrophie) auftreten. Bei jedem Diabetiker, der mit Metformin behandelt wird, sollte deshalb der Vitamin-B_{12}-Haushalt in Form aussagekräftiger metabolischer Parameter (z.B. Methylmalonsäure) ein- bis zweimal jährlich kontrolliert werden. Neben einer adäquaten Versorgung mit Vitamin B_{12} ist die Supplementierung von mitotropen Mikronährstoffen wie Coenzym Q_{10}, Vitamin B_1 und Magnesium ein therapeutisches Muss in der Primär- und Sekundärprävention diabetischer Folgeschäden.

Cholesterinsenker vom Statin-Typ: Statine

Weltweit zählen Statine zu den am häufigsten verordneten Medikamenten. Aufgrund der cholesterinsenkenden Wirkung haben sie sich seit Jahren in der Sekundärprävention von kardiovaskulären Erkrankungen (z.B. Herzinfarkt, Schlaganfall) etabliert. Statine hemmen allerdings nicht nur die Cholesterinsynthese, sondern auch die Synthese anderer aus Isopentenylpyrophosphat aufgebauter Biomoleküle, so auch die körpereigene Synthese des Coenzyms Q_{10} (○ Abb. 2.3).
Wie die Marktrücknahme von Cerivastatin (ehemals Lipobay®) anschaulich zeigt, betrifft die gefährlichste UAW, die im Rahmen einer Statintherapie auftreten kann, die Skelettmuskulatur, wobei das Spektrum von einer leichten Muskelschwäche bis hin zur lebensbedrohlichen Rhabdomyolyse reicht. In der Datenbank der amerikanischen Arzneimittelbehörde wurden von Oktober 1997 bis Dezember 2000 insgesamt 772 Fälle von statininduzierten Rhabdomyolysen dokumentiert, von denen 387 unter Cerivastatin auftraten. Bis zur Marktrücknahme von Cerivastatin im August 2001 ereigneten sich unter der Therapie mit diesem Statin weltweit 52 Todesfälle.
Bei der Pathogenese statininduzierter Muskelschäden spielt neben der Hemmung der Mevalonsäure-Synthese, aufgrund derer auch die Synthese von Selonoproteinen beeinträchtigt wird, eine Reihe von Störungen der mitochondrialen Funktion eine Rolle. Darunter sind vor allem zu nennen:

- eine dosisabhängige Depletion des mitochondrialen Substrats Coenzym Q_{10},
- eine direkte Hemmung von Enzymkomplexen der mitochondrialen Atmungskette,
- eine Beeinträchtigung des transmitochondrialen Elektronentransfers und der oxidativen Phosphorylierung,

- eine Inhibierung der Selenoprotein-Synthese (z. B. GSH-Peroxidase),
- eine Hemmung der Synthese von Vitamin K_2 (→ Matrix-Gla-Protein),
- eine verminderte Synthese von Häm A,
- eine Depletion der mtDNS.

Statine haben abhängig von ihrer Struktur einen unterschiedlichen Einfluss auf die Aktivität der mitochondrialen Atmungskettenkomplexe. Während Simvastatin die Komplexe I, II + III, IV und V hemmt (mit der stärksten Wirkung auf die Komplexe II + III und V), interferiert Pravastatin kaum mit der Atmungskette bzw. der oxidativen Phosphorylierung. Vergleicht man die chemischen Strukturen der beiden Statine, fällt auf, dass Simvastatin – wie im Übrigen auch die meisten anderen Statine – lipophiler ist als Pravastatin. Die Lipophilie der Verbindungen dürfte für ihre Aufnahme über die mitochondrialen Membranen und ihre Affinität zu verschiedenen Atmungskettenkomplexen eine wesentliche Rolle spielen. Wie aktuelle Studien aus den letzten Jahren zeigen, besitzen vor allem die potenten Statine Rosuvastatin, Atorvastatin und Simvastatin aufgrund ihrer mitochondrialen Toxizität eine ausgesprochen myotoxische, nephrotoxische und diabetogene Wirkung. Da Statine dosisproportional zu einer Coenzym-Q_{10}-Depletion führen können, ist eine begleitende Supplementierung von Coenzym Q_{10} in ausreichend hoher Dosierung (z. B. 100 mg/Tag p. o.) und guter Bioverfügbarkeit empfehlenswert, um die Funktion des Atmungskettenkomplexes I zu stützen und einer mitochondrialen Toxizität entgegen zu wirken. Zusätzlich ist eine Supplementierung von Selen (z. B. 2 µg Selen pro kg KG pro Tag als Natriumselenit, p. o.), Vitamin D (z. B. 50 IE Vitamin D_3 pro kg KG pro Tag) und Vitamin K_2 (0,5–1 µg MK-7 pro kg KG pro Tag) empfehlenswert. Eine Kontrolle des Coenzym-Q_{10}-Status kann unter der Therapie mit einem Statin sinnvoll sein. Bei den ersten Symptomen einer Myopathie sollte allerdings immer umgehend ein Arzt aufgesucht werden.

3 Mikronährstoffdefizite bei älteren Menschen

Neben der alterstypischen Beeinträchtigung des Magen-Darm-Trakts können zahlreiche Faktoren, insbesondere falsche Ernährungsgewohnheiten, Pharmakotherapie, psychosoziale Probleme (z. B. Einsamkeit, depressive Verstimmung) sowie altersphysiologische Veränderungen (z. B. Verringerung des Geruchs- und Geschmackssinns) zu einer Störung des Mikronährstoffhaushalts im Alter beitragen.

In Anbetracht der Tatsache, dass ältere Personen häufig bereits ohne die Einnahme von Arzneimitteln einen schlechten Mikronährstoffstatus aufweisen, verdient die adäquate Versorgung mit bioaktiven Nährstoffen unter der Medikation besondere Aufmerksamkeit.

Multimorbidität führt im Alter zwangsläufig immer zur Polypharmakotherapie. Im Durchschnitt nehmen 65-Jährige und ältere Personen regelmäßig 2–3, über 80-Jährige täglich 4–6 verschiedene Arzneimittel ein. Mit jedem zusätzlich eingenommenen Medikament steigt das Risiko für arzneimittelinduzierte Störungen des Mikronährstoffhaushalts. Eine Vielzahl von unerwünschten Arzneimittelwirkungen (z. B. Appetitverlust, Mundtrockenheit, Geschmacksstörungen) kann die allgemeine Nahrungsaufnahme und damit die diätetische Versorgung mit Mikronährstoffen stören (◘ Tab. 3.1).

Hinzu kommt, dass viele Arzneimittel von den Betroffenen mehrmals täglich eingenommen werden müssen. Allein die Menge der verschiedenen Kapseln, Tabletten und Dragees kann sich nachteilig auf den Appetit und die Nahrungsaufnahme auswirken. Multimorbide ältere Patienten mit einer hohen Medikamenteneinnahme sind daher von einer Unterversorgung mit Mikronährstoffen besonders bedroht (◘ Tab. 3.2).

Zur Vermeidung arzneimittelinduzierter Mikronährstoffmängel empfiehlt es sich, bei älteren Menschen regelmäßig den Mikronährstoffstatus labordiagnostisch zu objektivieren (z. B. hämatokritkorrelierte Vollblutanalyse) und kritische Mikronährstoffe gezielt – auf die individuelle Medikation und das jeweilige Krankheitsbild zugeschnitten – zu supplementieren.

Tab. 3.1 Arzneimittelnebenwirkungen mit Auswirkung auf die Nahrungsaufnahme

Nebenwirkung	Arzneimittel
Appetitlosigkeit und/oder Appetitverlust	Antibiotika, Betablocker, Captopril, Colchicin, Furosemid, Neuroleptika, NSAID
Geschmacksstörungen (Dysgeusie)	Analgetika, Antihypertensiva, Captopril, Psychopharmaka, Zytostatika (z. B. 5-FU)
Mundtrockenheit (Xerostomie)	Anticholinergika, Antihistaminika, Antiparkinsonmittel, Betablocker, Neuroleptika, trizyklische Antidepressiva
Übelkeit	Analgetika, Antihypertonika, Antidepressiva, Herzglykoside, Opioid-Analgetika, Primidon, Thyreostatika, Zytostatika
Somnolenz	Neuroleptika

Tab. 3.2 Im Alter häufig eingesetzte Arzneimittel, die zu Störungen des Mikronährstoffhaushalts führen können

Arzneimittelgruppe	Arzneistoff	Betroffene Mikronährstoffe
Analgetika	Acetylsalicylsäure	Vitamin C, Folsäure, Eisen
Antazida und Säureblocker	Al-/Mg-Antazida (z. B. Magaldrat)	Eisen, Zink, Calcium, Magnesium, Phosphat, Folsäure, Vitamin B_{12}
	Narium(hydrogen)carbonat	Vitamin B_{12}, Folsäure
	H_2-Rezeptorantagonisten (z. B. Ranitidin)	Vitamin B_{12}, Folsäure, Vitamin D
	Protonenpumpenhemmer (z. B. Omeprazol)	Vitamin B_{12}, Magnesium, Calcium, Eisen, Vitamin C, Folsäure, Vitamin D_3

Tab. 3.2 Im Alter häufig eingesetzte Arzneimittel, die zu Störungen des Mikronährstoffhaushalts führen können (Fortsetzung)

Arzneimittel-gruppe	Arzneistoff	Betroffene Mikronährstoffe
Antibiotika	Tetracycline	Vitamin K, Biotin, Vitamin C, Calcium
Antidiabetika, orale	Metformin	Folsäure, Vitamin B_{12}
Antihypertonika	Captopril	Zink
Antirheumatika	Methotrexat, Sulfasalazin	Folsäure
Corticosteroide	Prednisolon, Dexamethason, etc.	Vitamin D, Calcium, Vitamin C, Selen
Diuretika	Thiazide (z. B. Hydrochlorothiazid)	Magnesium, Kalium, Folsäure, Zink, B-Vitamine (v. a. Vitamin B_1)
	Schleifendiuretika (z. B. Furosemid)	Magnesium, Kalium, Folsäure, Vitamin B_1, Calcium, Zink
Gichtmittel	Colchicin	Vitamin B_{12}
Kardiaka	Digitoxin, Digoxin	Magnesium, Vitamin B_1
Laxanzien	Bisacodyl	Kalium, Calcium, Folsäure
Lipid- und Cholesterin-senker	Colestyramin	Vitamin A, D, E, K, Carotinoide, Vitamin B_{12}
	Statine (z. B. Lovastatin)	Coenzym Q_{10}, Selen, Vitamin D, Vitamin K_2
Psycho-pharmaka	Amitriptylin, Imipramin	Riboflavin, Coenzym Q_{10}

Tab. 3.2 Im Alter häufig eingesetzte Arzneimittel, die zu Störungen des Mikronährstoffhaushalts führen können (Fortsetzung)

Arzneimittel-gruppe	Arzneistoff	Betroffene Mikronährstoffe
Zytostatika	5-Fluorouracil	Vitamin B_1
	Cisplatin, Ifosfamid	L-Carnitin
	Cisplatin	Magnesium
	Cyclophosphamid	L-Glutathion, Vitamin D
	Methotrexat	Folsäure
	Pemetrexed	Folsäure, Vitamin B_{12}
	Taxane (z. B. Paclitaxel)	Vitamin D

4 Mikronährstoffmedizin

Mikronährstoffmedizin – Definition

Die Mikronährstoffmedizin bildet die wissenschaftliche Grundlage für den kausalen und labordiagnostisch validierten Einsatz von Vitaminen, Mineralstoffen und anderen bioaktiven Nährstoffen – in physiologischer und/oder pharmakologischer Dosierung – zur Prävention und Therapie ernährungsabhängiger und chronisch-degenerativer Erkrankungen.

Ziele der Mikronährstoffmedizin

- Metabolic Tuning: Stoffwechsel-Optimierung mit Vitaminen, Mineralstoffen und anderen bioaktiven Nährstoffen (nach Gröber, 2007),
- Prävention ernährungsabhängiger (z. B. Diabetes mellitus Typ 2), chronisch-degenerativer (z. B. Demenz vom Alzheimer-Typ) sowie chronisch-entzündlicher (z. B. rheumatoide Arthritis) Krankheiten,
- Optimierung der Pharmakotherapie, d. h. Unterstützung der Wirksamkeit, Verringerung der Nebenwirkungsrate und des therapeutischen Bedarfs an Arzneimitteln durch medikationsorientierte Supplementierung von Mikronährstoffen (→ Arznei-Ergänzungsmittel),
- Verbesserung des individuellen Gesundheitsstatus,
- Erhalt der Vitalität und Leistungsfähigkeit bis ins hohe Lebensalter durch präventive Maßnahmen gegen altersassoziierte Begleiterscheinungen und Symptome (Anti- bzw. Successful- oder Well-Aging).

Medikationsorientierte Supplementierung

Die medikationsorientierte Supplementierung von Vitaminen, Mineralstoffen und anderen bioaktiven Mikronährstoffen ist ein wichtiger pathogenetisch begründeter Ansatzpunkt, der dazu beitragen kann, die Therapiemöglichkeiten chronisch-degenerativer Erkrankungen zu erweitern, mit dem Ziel der Minimierung der Krankheitsrisiken, Optimierung der Pharmakotherapie und der Verbesserung der Lebensqualität.

Teil B
Spezielle Interaktionen

5 Analgetika

5.1 Acetylsalicylsäure und Folsäure/Vitamin B_{12}

ASS stört die Resorption und Distribution von Folsäure und Vitamin B_{12}

Mechanismus

ASS Gastrointestinale Schäden beeinträchtigen die Resorption von Folsäure und Vitamin B_{12}

Folsäure kann zusätzlich durch ASS aus der Plasmaproteinbindung verdrängt und vermehrt mit dem Harn ausgeschieden werden.

Folgen

Folsäure Risiko für Folsäuremangel (Serum-Folat $< 3{,}5$ ng/ml, Erythrozyten-Folat < 250 ng/ml)
Vitamin B_{12} Vitamin-B_{12}-Serumspiegel ↓ (Mangel: < 450 pg/ml)
Homocystein Milde Hyperhomocysteinämie (Hcy-Plasmaspiegel: ≥ 10 µmol/l)

Die regelmäßige Einnahme von ASS und anderen NSAID (z. B. Indometacin) kann einen suboptimalen Vitamin-B_{12}- und/oder Folsäurestatus zur Folge haben.

Hinweis

- Unter Langzeitmedikation mit ASS und anderen NSAID (z. B. Indometacin, Ibuprofen) ist auf einen adäquaten diätetischen Folsäure- und Vitamin-B_{12}-Status zu achten.
- Älteren Personen wird aufgrund der altersassoziierten Resorptionsprobleme (z. B. atrophische Gastritis) eine Supplementierung von Vitamin B_{12} (500–1000 µg/d, p. o.) und Folsäure (0,4–1 mg/d, p. o., z. B. als 5-Methyl-THF) empfohlen.
- Labordiagnostisch ist die Objektivierung des Homocysteinplasmaspiegels sowie des Vitamin-B_{12}- (z. B. Holo-TC > 70 pmol/l) und Folsäurestatus sinnvoll.

Präparatebeispiele

B12 direct plus heliopharm (Lta), B_{12} Ankermann® (Tbl), Pure encapsulations® B12 Folate E (Kps), Orthodoc® Vitamin B12 (Lta), vaso-loges® S (Tbl), Medyn® forte (Kps)

Betroffene Arzneistoffe

Acetylsalicylsäure, Diclofenac, Ibuprofen, Indometacin, Piroxicam

5.2 Acetylsalicylsäure und Eisen

R

Eisenmangelanämie durch Acetylsalicylsäure

Mechanismus

ASS Langfristige Einnahme von ASS und anderen NSAID (z. B. Indometacin) beeinträchtigt Eisenabsorption und kann durch okkulte Mikroblutungen zu Eisenverlust führen

Folgen

Eisen Eisenmangelanämie (hypochrome, mikrozytäre Anämie)

Ferritin (Serum) Mangel < 30 µg/l (Ferritin = Indikator der Körpereisenreserven; da Serum-Ferritin ein Akute-Phase-Protein ist sollte immer auch CRP mitbestimmt werden)

Löslicher Transferrin-Rezeptor (sTfR) Erhöhte Werte an sTfR (mg/l) geben Hinweis auf Eisenmangel; Referenzwerte sind Test abhängig

Allgemein Physische und psychische Belastbarkeit ↓ (z. B. Müdigkeit, Konzentrationsstörungen), Kälteempfindlichkeit, Blässe der Haut, Haarausfall

Hinweis

- Chronische Einnahme von NSAID kann durch okkulte gastrointestinale Blutungen zu einem Eisenmangel beitragen. Etwa 70 % aller Patienten, die regelmäßig ASS einnehmen, verlieren täglich mehr als 2 ml Blut und bis zu 10 % mehr als 10 ml (1 ml Blut enthält etwa 0,5 mg Eisen).
- Bei physischen und psychischen Symptomen, die mit einem Eisenmangel vergesellschaftet sein können, empfiehlt sich die labordiagnostische Objektivierung des Eisenstatus (z. B. Leberwerte: GGT, GOT, GPT; CRP; Serum-Ferritin plus löslicher Transferrin-Rezeptor, sTfR).
- Supplementierung von Eisen sollte nur nach labordiagnostisch nachgewiesenem Eisenmangel erfolgen.

Präparatebeispiele

Ferroverde® (Kps), Hämatopan (50 mg Eisen-II-sulfat/Tbl), MoFerrin® 21 (Kps), Ferrum Verla® (Tbl), Ferroform® 15 Metafolin®+ (Kps), ferro sanol duodenal mite (Kps)

Betroffene Arzneistoffe

Acetylsalicylsäure, Diclofenac, Ibuprofen, Indometacin, Piroxicam

5.3 Acetylsalicylsäure und Vitamin C

ASS steigert die renale Ausscheidung von Vitamin C

Mechanismus

ASS Salicylate hemmen aktiven Na-abhängigen Vitamin-C-Transport durch Darmwand; erhöhte Ausscheidung von Vitamin C mit dem Harn (auch Indometacin) und Faeces

Folgen

Vitamin C Vitamin-C-Spiegel ↓ (im Gewebe, in Leukozyten, in Magenmukosa, im Magensaft und im Plasma)
GIT Antioxidativer Status ↓, Lipidperoxidation ↑

Erhöhtes Risiko für oxidativ induzierte Magenschleimhautläsionen (z. B. Mikroblutungen, Ulzerationen) durch ASS, infolge gesteigerter Lipidperoxidation (z. B. Myeloperoxidase-Aktivität) und Suppression antioxidativer Enzyme (z. B. SOD, GSH-Px) im GIT.

Hinweis

- Kombination von ASS mit Vitamin C verringert das Risiko für radikalinduzierte Magenschleimhautschäden und kann gastrointestinalen Vitamin-C-Verlusten unter Therapie mit ASS vorbeugen.
- Bei Einnahme von ASS (z. B. 2 × 500 mg ASS/d bei Fieber oder Erkältungskrankheiten) ist zusätzliche Einnahme von Vitamin C (z. B. 2 × 500 mg/d, p. o.) sinnvoll.

Präparatebeispiele

Ester C Complex I heliopharm (Kps), Pure encapsulations® Vitamin C 400 gepuffert (Kps), Vitamin C 1000 Wörwag® (Tbl), Orthodoc® Vitamin C 1000 (Kps), C-form® 500 retard⁺, Cetebe® Vitamin C Retardkapseln (Kps), Vitamin C MSE® matrix (Tbl)

Betroffene Arzneistoffe
Acetylsalicylsäure

5.4 NSAID und Eisen

Verstärkung der schleimhautreizenden Wirkung von NSAID (z. B. Salicylate, Indometacin) bei gleichzeitiger Einnahme von Eisenpräparaten und Salicylaten (z. B. ASS) 5

Mechanismus
Eisen Lokale Reizung der Magen- und Darmschleimhaut (Eisen = Promoter für oxidativen Stress)
NSAID Gastrointestinale Störungen (ein Pathogenesefaktor ist oxidativer Stress)

Lokale Reizung der Magen- und Darmschleimhaut treten bei peroraler Einnahme von Eisen häufig (bis zu 20 %) auf. Sie können sich durch Appetitlosigkeit und Übelkeit äußern.

Folgen
NSAID + Eisen Gemeinsame Einnahme steigert das Risiko für radikalinduzierte Magenschleimhautläsionen (z. B. Gastritis, Ulzerationen)

Hinweis
- NSAID und Eisenpräparate sollten im Abstand von 2–3 h voneinander getrennt eingenommen werden.
- Einnahme von Eisen mit Vitamin C (reduziert 3-wertiges Eisen in besser resorbierbare 2-wertige Form, Ascorbat-Komplexe) oder Orangensaft (Vitamin C und Fruchtsäuren bilden gut resorbierbare Eisenkomplexe) verbessert die gastrointestinale Eisenresorption und Verträglichkeit.

Betroffene Arzneistoffe

Acetylsalicylsäure, Diclofenac, Eisen, Ibuprofen, Indometacin

5.5 Paracetamol und N-Acetylcystein

NAC fördert die Detoxifikation und verringert die Hepatotoxizität von Paracetamol

Mechanismus

NAC NAC = GSH-Prodrug (→ NAC stimuliert Glutathion-Biosynthese und verbessert hepatozellulären Glutathionstatus)

Folgen

Leber Hepatozelluläre Entgiftungsleistung ↑

NAC verringert das hepatotoxische Potenzial von Paracetamol (Acetaminophen) und unterstützt den Leberzellschutz durch Steigerung des mitochondrialen GSH-Pools in den Hepatozyten.

Hinweis

- Antidot-Therapie (Intoxikationen mit Paracetamol):
  - Intravenös: Die parenterale Antidot-Therapie erstreckt sich über einen Zeitraum von 20 h, innerhalb der eine Gesamtdosis von 300 mg NAC/kg KG intravenös appliziert wird. Die Hälfte der Gesamtdosis (150 mg NAC/kg KG) wird als Initialdosis innerhalb der ersten 15 Minuten der Behandlung gegeben.
  - Oral: Die orale Therapie von Paracetamol-Vergiftungen (z. B. Intoxikationen mit suizidaler Absicht) erfolgt mit einer 20%ige NAC-Lösung verdünnt auf 5 % z. B. in Fruchtsaft. Initiale Dosis: 140 mg NAC/kg KG, dann: 17 weitere Dosen mit 70 mg NAC pro kg KG alle 4 h.

Präparatebeispiele
Fluimucil Antidot 20 %

Betroffene Arzneistoffe
Paracetamol

5.6 Opioid-Analgetika und Mikronährstoffe

Opioid-Analgetika beeinträchtigen durch GIT-Störungen die diätetische Versorgung mit Mikronährstoffen

Mechanismus
Opioid-Analgetika Opioidinduzierte Appetitlosigkeit, Übelkeit, Emesis und/oder Obstipation

Opioide besitzen eine ausgeprägte obstipierende Wirkung. Die zur Obstipations-Prophylaxe eingesetzten Laxanzien (z. B. Bisacodyl) verursachen zusätzliche Mikronährstoffverluste.

Folgen
Mikronährstoffhaushalt Störung der Resorption und Utilisation von Vitaminen, Mineralstoffen und anderen essenziellen Mikronährstoffen
Stoffwechsel Multiple Stoffwechselstörungen (z. B. Immunschwäche), Risiko für Malnutrition und Fatigue (v. a. Krebspatienten)

Hinweis
- Unter einer Schmerztherapie mit Opioiden sollte generell eine Multivitamin-Mineralstoff-Kombination substituiert (p. o.) werden.
- Eine labordiagnostische Objektivierung des Mikronährstoffstatus und gezielte Kompensation (auch i. m., enteral, intravenös) von Mikronährstoffdefiziten ist insbesondere bei Tumorpatienten empfehlenswert.

Präparatebeispiele

aminoplus® immun (Granulat), Metabolic Tuning I (Tbl), Immun-inform® multi+ (Kps), careimmun® basic (Kps), Orthomol® i-Care (Granulat)

Betroffene Arzneistoffe

Buprenorphin, Fentanyl, Morphin, Oxycodon, Tramadol

6 Antazida und Säureblocker

6.1 Al/Mg-Hydroxid-haltige Antazida und Mineralstoffe

Antazida stören die Resorption von Mineralstoffen

Mechanismus

Aluminiumhydroxid/Magnesiumhydroxid-haltige Antazida pH-Wert-Verschiebungen, Bildung schwerlöslicher Pharmakon-Mineralstoff-Komplexe

Folgen

Mineralstoffe Resorption ↓ (z. B. Eisen, Zink, Calcium, Magnesium, Phosphat)

Bei langfristiger Einnahme von Aluminiumhydroxid/Magnesiumhydroxid-haltigen Antazida können Störungen im Knochenstoffwechsel auftreten (→ Risiko für Osteomalazie).

Hinweis

- Bei häufiger Einnahme von Antazida empfiehlt sich die regelmäßige Supplementierung eines Multivitamin-Mineralstoff-Präparats mit Eisen, Zink, Vitamin B_1, Folsäure, Vitamin B_6, B_{12}, und Vitamin D (40–60 IE pro kg KG/d, p. o.).
- Entsprechende Supplemente (z. B. Zink, Eisen, Magnesium, Folsäure) und Antazida sollten mit einem Einnahmeabstand von mindestens 2 h eingenommen werden.

Präparatebeispiele

Frubiase® Vitamineral (Bta), orthomol® vital f und m (Granulat), All in one Pure 365®(Kps), Eunova® supra (Kps), Supradyn® (Fta), Optimed® PPI (Kps)

Betroffene Arzneistoffe

Aluminiumhydroxid, Aluminiumoxid, Aluminium-Magnesiumhydroxidcarbonathydrat (Hydrotalcit), Magnesiumhydroxid und Magnesiumoxid in Antazida

6.2 Aluminiumhaltige Antazida, zitronensäurehaltige Mineralstoff-/Vitaminpräparate und Zitrussäfte

Zitronensäure erhöht die Resorption von Aluminiumionen

Mechanismus

Zitronensäure Säuren (z. B. Zitronensäure) aus Zitrussäften und/oder Mineralstoffpräparaten (z. B. Calciumcitrat) führen zur verstärkten Lösung von Aluminiumionen aus dem Schichtgitterverband der Antazida

Folgen

Aluminium Erhöhte Resorption von Aluminiumionen

Konsequenzen sind noch weitgehend ungeklärt. Im ZNS üben bereits niedrige Aluminiumkonzentrationen hochtoxische Effekte aus (→ Enzephalopathie, Demenz).

Hinweis

- Zwischen der Einnahme eines aluminiumhaltigen Antazidums und säurehaltigen Brausetabletten (z. B. Calciumcitrat) sollte mindestens ein 2-stündiger Einnahmeabstand eingehalten werden.

Präparatebeispiele

Biolectra® Calcium 500, Biolectra® Magnesium 240 forte, Cevitt® Zitrone Hermes

Betroffene Arzneistoffe und Nahrungsmittel

Aluminiumhydroxid in Antazida, Zitronensäure, Zitrussäfte

6.3 Cimetidin und Vitamin D

Cimetidin stört den Vitamin-D-Stoffwechsel

Mechanismus

Cimetidin Inhibitor von Cytochrom-P450-abhängigen Reaktionen (CYP 2C19): hepatische 25-Hydroxylase-Aktivität ↓ 6
Die Hemmung mikrosomaler Enzyme durch andere H_2-Blocker (z. B. Ranitidin) ist im Vergleich zu Cimetidin wesentlich geringer ausgeprägt.

Folgen

Vitamin D Verringerte Umwandlung von Vitamin D_3 (Cholecalciferol) in 25-(OH)-Vitamin-D_3 (25-Hydroxycholecalciferol = Calcidiol); Störungen im Vitamin-D-Metabolismus und Knochenstoffwechsel, muskuläre Störungen
Labor Vitamin-D-Insuffizienz: 25-(OH)-D-Serumspiegel < 75 nmol/l bzw. 30 ng/ml

Hinweis

- Eine langfristige Ulkustherapie mit Cimetidin ist aufgrund der multiplen Störungen der Mikronährstoffutilisation (z. B. Vitamin D, Calcium, Zink) ein Risikofaktor für Osteoporose.
- Die labordiagnostische Objektivierung des Vitamin-D-Status (→ 25-OH-D: 40–60 ng/ml) und Kompensation potenzieller Mikronährstoffdefizite wird empfohlen.

Präparatebeispiele

Vitamin D3 Support fluid heliopharm (Tropfen), Pure encapsulations® Vitamin D3 liquid (Tropfen), Vitagamma® D_3 2000 IE (Tbl), Vitamin

D-loges® 5600 IE (Lta), Vitamin D3 MSE® intense 10 000 IE (Kps), Vitamin D Support 1000 IE (Tbl), Dekristol® 20 000 IE (Kps)

Betroffene Arzneistoffe

Cimetidin, Famotidin, Ranitidin

6.4 H_2-Blocker und Zink

R

H_2-Blocker stören die Zinkresorption

Mechanismus

H_2-Blocker Die Blockade der Magensäuresekretion beeinträchtigt die Bioverfügbarkeit und -resorption von Zink (auch von Eisen und Folsäure).
Zink Resorption und Bioverfügbarkeit ↓

Folgen

Zink Zinkstatus ↓

Langfristig erhöhtes Risiko für Zinkmangel (Symptome: z. B. erhöhte Infektanfälligkeit, Geruchs- und Geschmacksstörungen).

Hinweis

- Bei häufiger Einnahme von H_2-Blockern empfiehlt sich die regelmäßige Supplementierung eines Multivitamin-Mineralstoff-Präparats (z. B. mit Folsäure, Vitamin B_6, B_{12}, D, Eisen, Zink), um potenziellen Nährstoffverlusten vorzubeugen.
- Entsprechende Supplemente (z. B. Zink, Eisen, Folsäure) und Antazida sollten mit einem Einnahmeabstand von > 2 h eingenommen werden.

Präparatebeispiele

Zinkorot® 25 (Tbl), Unizink® 50 (Tbl), Zinkamin-Falk® (Kps), Zinkotase® (Fta), Pure encapsulations® Zink 30 (Kps) Cefazink® 20 (Fta), Zinkform® 15+ (Kps)

Betroffene Arzneistoffe

Cimetidin, Famotidin, Ranitidin

6.5 Natriumhydrogencarbonat und Folsäure/Vitamin B_{12}

Verminderung der Folsäure- und Vitamin-B_{12}-Resorption

Mechanismus

Natriumhydrogencarbonat Anhebung des gastralen pH-Werts

Folgen

Folsäure, Vitamin B_{12} Resorption und Bioverfügbarkeit ↓

Die Folsäureresorption ist bei einem pH-Wert von 6,0 optimal (Mikroklimahypothese).

Hinweis

- Zwischen natriumhydrogencarbonathaltigen Antazida und Folsäure- und/oder Vitamin-B_{12}-Präparaten sollte ein mindestens 2-stündiger Einnahmeabstand eingehalten werden.

Präparatebeispiele

B12 direct plus (Lta), B_{12} Ankermann® (Fta), B Complex Plus pure encapsulations (Kps), Folbene® (Kps), vaso-loges® 800 (Drg)

Betroffene Arzneistoffe

Natriumhydrogencarbonathaltige Präparate

6.6 Protonenpumpenhemmer und Vitamin B_{12}

Protonenpumpenhemmer (PPI) vermindern die Vitamin-B_{12}-Resorption.

Mechanismus

Protonenpumpenhemmer Gastrale Säuresekretion ↓ und Freisetzung ↓ von proteingebundenem (R-Protein) Vitamin B_{12} (→ Proteolyse)
Vitamin B_{12} Hemmung der aktiven Vitamin-B_{12}-Resorption, orale Bioverfügbarkeit ↓ (Anmerkung: Vitamin B_{12} wird zu 99 % pH-abhängig, aktiv resorbiert, nur 1 % werden pH-unabhängig passiv resorbiert)

Folgen

Vitamin B_{12} Vitamin-B_{12}-Serumspiegel ↓ (Mangel: $<$ 450 pg/ml)
Folsäure Intermediäre Verarmung an biologisch aktivem Tetrahydrofolat
Homocystein Milde Hyperhomocysteinämie (Hcy-Plasmaspiegel: $\geq$ 10 µmol/l)

Erhöhtes Risiko für kognitive Störungen, vor allem bei älteren Personen (z. B. Abnahme der geistigen Leistungsfähigkeit, Hirnatrophie, Demenz und Depressionen).

Hinweis

- Unter Langzeitmedikation mit Protonenpumpenhemmern ist generell eine tägliche Supplementierung von 250–1000 µg Vitamin B_{12} (z. B. als Methylcobalamin) – auch in Kombination mit Folsäure und Vitamin B_6 – zu empfehlen. Vitamin B_{12} kann auch intramuskulär (z. B. 1000 µg Cyanocobalamin alle 1–2 Monate) appliziert werden.
- Labordiagnostisch ist die Objektivierung des Homocysteinplasmaspiegels sowie des Vitamin-B_{12}- und Folsäurestatus in jedem Fall zu empfehlen.

- Bei Vitamin-B_{12}-Mangel empfiehlt sich initial die parenterale Applikation (intramuskulär, subkutan oder langsam intravenös) von Hydroxocobalamin (z. B. 1500 µg Hydroxocobalmin, 2-mal pro Woche über einen Zeitraum von 1–2 Wochen).

Präparatebeispiele

B12 direct plus heliopharm (Lta), B_{12} Ankermann® (Tbl), Pure encapsulations® B12 Folate E (Kps), Omeprävent® (Kps), Optimed® PPI (Kps), Vitamin B12 MSE (Kps), Orthodoc® Vitamin B12 (Lta), vaso-loges® S (Tbl), B_{12} Ankermann 1000 µg Ampullen® (Amp), Medyn® forte (Kps), Vitamin B12 Depot Hevert® (Amp), Vitamin B_{12}-Depot Injektopas® 1500 µg (Amp), Medi-con-form® ppi (Kps), AEGS® Prot prevent (Kps)

Betroffene Arzneistoffe

Esomeprazol, Lansoprazol, Omeprazol, Pantoprazol, Rabeprazol

6.7 Protonenpumpenhemmer und Magnesium

Protonenpumpenhemmer (PPI) vermindern die Magnesium-Resorption und -utilisation

Mechanismus

Protonenpumpenhemmer Gastrale Säuresekretion ↓, erhöhte renale Magnesium-Exkretion

Magnesium Verringerung der aktiven und pH-abhängigen Magnesium-Resorption (→ TRPM6/7), orale Bioverfügbarkeit ↓

Folgen

Magnesium Magnesium-Serumspiegel ↓ (Mangel: < 0,8 mmol/l)

Erhöhtes Risiko für Störungen im mitochondrialen Energiestoffwechsel, bei denen Magnesium eine Schrittmacherfunktion übernimmt. Mögliche Folgen: muskuläre Störungen, Abgeschlagenheit und Störungen im Knochenstoffwechsel.

Hinweis

- Unter Langzeitmedikation mit Protonenpumpenhemmern ist generell eine Supplementierung von 200–400 mg Magnesium (z. B. als Magnesiumcitrat) zu empfehlen.
- Der Referenzbereich für Magnesium im Serum liegt bei 0,8–1,2 mmol/l. Werte < 0,8 mmol/l weisen bereits auf eine unzureichende Versorgung mit Magnesium hin. Zur Objektivierung des Magnesiumstatus kann auch das freie ionisierte und biologisch aktive Magnesium gemessen werden (Normalwert: 0,53–0,67 mmol/l).
- Zur Unterstützung des Magnesium-Haushalts empfiehlt es sich auch, täglich ein magnesiumreiches Mineralwasser (> 100 mg Magnesium pro Liter) zu trinken.

Präparatebeispiele

Magnesium Support heliopharm (Kps), Magnesium Verla® 300 (Gra), Pure encapsulations® Magnesium (Kps), Optimed® PPI (Kps), magnerot® classic N (Tbl), Magnesium Diasporal® 400 (Gra), Magnesioform® 300 forte (Kps), AEGS® Prot prevent (Kps), Siebensalz® Magnesium (Kps), Medi-con-form® ppi (Kps)

Betroffene Arzneistoffe

Esomeprazol, Lansoprazol, Omeprazol, Pantoprazol, Rabeprazol

6.8 Protonenpumpenhemmer und Calcium

R

Protonenpumpenhemmer (PPI) vermindern die Calcium-Resorption und -utilisation

Mechanismus

Protonenpumpenhemmer Gastrale Säuresekretion↓
Calcium Verringerung der pH-abhängigen Calcium-Resorption, orale Bioverfügbarkeit ↓

Folgen

Knochenstoffwechsel Erhöhtes Frakturrisiko (z. B. Hüftgelenksfraktur) bei Langzeittherapie mit PPI.

Neben Calcium wird auch die pH-abhängige Resorption von anderen knochenwirksamen Mikronährstoffen gestört (z. B. Eisen, Zink, Magnesium, Vitamin D).

Hinweis

- Der 25-OH-Vitamin-D-Status sollte labordiagnostisch überprüft (Zielwert: 40–60 ng/ml) und entsprechend kompensiert (40–60 IE Vitamin D pro kg KG/d, p. o.) werden. Eine optimale Calciumresorption und -utilisation ist erst ab 25-OH-D-Spiegeln von ≥ 32 ng/ml bzw. ≥ 80 nmol/l zu erwarten.
- Unter Langzeitmedikation mit Protonenpumpenhemmern ist generell eine Supplementierung von organisch gebundenem Calcium (z. B. Calcium als Citrat oder Lactogluconat) zu empfehlen.
- Auch ein calciumreiches Mineralwasser (z. B. mit 300–500 mg Calcium/l) ist zur Stützung des Calciumhaushalts empfehlenswert.

Präparatebeispiele

Optimed® PPI (Kps), Calcium Sandoz® forte/-fortissimum (Bta), Calcicitrat von Viabiona (Tbl), Pure encapsulations® Calciumcitrat (Kps), Calcitrat®, Nicapur® Calcium 300 D, Biogena Coralicea®, Calcioform 400 d/K2⁺ (Kps), AEGS® Prot prevent (Kps), Medi-con-form® ppi (Kps)

Betroffene Arzneistoffe

Esomeprazol, Lansoprazol, Omeprazol, Pantoprazol, Rabeprazol

7 Antiadiposita

7.1 Orlistat und fettlösliche Vitamine

Orlistat vermindert die Resorption fettlöslicher Vitamine (z. B. Vitamin D)

Mechanismus

Orlistat Hemmung der pankreatischen Carboxylester-Lipase (gastrointestinaler Lipasen) und damit der Fettresorption

Folgen

Fettlösliche Vitamine Resorption und diätetische Bioverfügbarkeit ↓
Vitamin D Calcidiolblutspiegel ↓ (Vitamin-D-Insuffizienz: 25-(OH)-D-Serumspiegel < 30 ng/ml bzw. 75 nmol/l)
Carotinoide Blutspiegel ↓

Hinweis

- Unter der Therapie mit Orlistat sollte zur Kompensation der medikamentös bedingten Verluste ein Multivitaminpräparat mit fettlöslichen Vitaminen (in wasserlöslicher Salzform, z. B. α-Tocopherolacetat) und Carotinioden supplementiert werden.
- Zwischen der Einnahme von Orlistat und entsprechenden Vitaminpräparaten ist ein mehrstündiger Einnahmeabstand (2–3 h) einzuhalten.
- Der Vitamin-D-Status (25-OH-D-Zielwert: 40–60 ng/ml) bedarf bei langfristiger Einnahme besonderer Aufmerksamkeit, da es in einigen Studien trotz Begleitmedikation mit fettlöslichen Multivitaminpräparaten zu einem signifikanten Abfall der 25-OH-D-Serumspiegel kam.

Präparatebeispiele

Pure encapsulations® Vitamin D3 liquid (Tropfen), Vitamin D3 Support fluid heliopharm (Tropfen), Vitagamma® D_3 2000 IE (Tbl), Vitamin D-loges® 5600 IE (Lta), Vitamin D3 MSE® intense 10 000 IE (Kps), Vitamin D Support 1000 IE (Tbl), Dekristol® 20 000 IE (Kps), Vitamin A+E Hevert (Kps), D-form® 2000 k2+ (Kps), hypo-A ADEK

Betroffene Arzneistoffe

Orlistat

8 Antianämika

8.1 Eisen und Vitamin C

Vitamin C fördert die enterale Eisenresorption Mechanismus

Mechanismus

Vitamin C Schutz von 2-wertigem Eisen vor der Oxidation zum schwerlöslichen und schlechter resorbierbaren 3-wertigem Eisen (Reduktion von $Fe^{3+} \rightarrow Fe^{2+}$).

Bildung von löslichen und resorbierbaren Eisen-Ascorbat-Komplexen (auch Vitamin A scheint die Eisenverwertung zu verbessern, z. B. durch Bildung von Eisen-Vitamin-A-Komplexen).

Folgen

Eisen Enterale Resorption ↑ und Utilisation ↑ (Hämatopoese)

1 Glas Orangensaft mit 70 mg Vitamin C führte in einer Studie zu einer 2,5-fachen Erhöhung der Eisenabsorption.

Hinweis

- Kombination von Eisen (z. B. 2 × 20–40 mg Fe^{2+}/d) mit Vitamin C (z. B. 1–2 × 100 mg Vitamin C/d) oder Einnahme mit Vitamin-C-haltigen Fruchtsäften verbessert die Effektivität einer oralen Eisentherapie.
- Eisenmangel-Laborparameter: Ferritin im Serum: Hinweis auf Mangel < 30 µg/l; da Serum-Ferritin ein Akute-Phase-Protein ist, sollte immer auch CRP mitbestimmt werden. Löslicher Transferrin-Rezeptor, sTfR: Erhöhte Werte an sTfR (mg/l) geben Hinweis auf Eisenmangel. Die Referenzwerte sind allerdings testabhängig.
- Neben den Leitparametern der Eisenmangelanämie (z. B. Ferritin, löslicher Transferrin-Rezeptor) ist bei Störungen der Hämatopoese auch eine labordiagnostische Erfassung des Folsäure-, Vitamin-B_{12}- und Kupferstatus sinnvoll.

Präparatebeispiele

Ester C Complex I heliopharm (Kps), Pure encapsulations® Vitamin C 400 gepuffert (Kps), Vitamin C 1000 Wörwag® (Tbl), Orthodoc® Vitamin C 1000 (Kps), C-form® 500 retard⁺, Cetebe® Vitamin C Retardkapseln (Kps)

Betroffene Arzneistoffe

Eisen(II)-sulfat

8.2 Eisen und Mineralstoffe

Zink und andere Mineralstoffe stören die Eisenresorption

Mechanismus

Mineralstoffe 2-wertige Mineralstoffe wie Zink, Kupfer, Mangan, Magnesium und Calcium verringern die Eisenabsorption

Der Mechanismus wird auf kompetitive Interaktion mit dem divalenten Metallionentransporter-1 (DMT-1), der Fe^{2+} transportiert, und anderen 2-wertigen Metallen (Zn, Cu, Mn, Co, Cd und Pb) zurückgeführt.

Folgen

Eisen Resorptionsquote ↓

Hinweis

- Eisenpräparate (z. B. Eisensulfat, Eisenglycinsulfat) sollten möglichst nüchtern (30 Minuten vor oder zeitversetzt zur Mahlzeit) eingenommen werden.
- Ein mehrstündiger Einnahmeabstand (> 2–3 h) zu anderen Mineralstoffpräparaten ist empfehlenswert.
- Der zeitgleiche Konsum von Lebensmitteln wie Tee oder Kaffee (Polyphenole), Milchprodukten (Calcium) oder übermäßige Mengen an Kleie (Phytate) sollte vermieden werden.

Präparatebeispiele

Ferroverde® 14 (Kps), Ferroform® 15 Metafolin®+ (Kps), ferro sanol duodenal mite (Kps), MoFerrin® 21 (Kps), Ferrum Verla® (Tbl), Hämatopan (Tbl)

Betroffene Arzneistoffe

Calcium, Eisen, Magnesium, Zink

8.3 Erythropoetin und Eisen

Eisen(III)-Komplexe verbessern die Ansprechrate und verringern den Bedarf an rekombinanten humanem Erythropoetin (rHuEPO)

Mechanismus

Eisen Stimulation der Erythropoese durch EPO bedarf gut gefüllter Eisenspeicher (Funktionseisen → Transferrinsättigung)

EPO Therapie mit rHuEPO (oder Darbepoetin alfa) steigert Eisenbedarf

Funktioneller Eisenmangel ist der häufigste Grund für unzureichendes Ansprechen auf eine EPO-Therapie. Bei Dialysepatienten sollte vor Therapie die Transferrinsättigung ≥ 20 %, das Ferritin ≥ 100 µg/l und die Anzahl der hypochromen Erythrozyten < 10 % betragen. **Anmerkung:**

Bevor mit Erythropoese stimulierenden Agenzien (ESA) behandelt wird, sollten nach den aktuellen KDIGO-Leitlinien zunächst die Eisenspeicher aufgefüllt werden. Eine Eisengabe sollte demnach erfolgen, wenn die Transferrinsättigung weniger als 30 % beträgt und die Serum-Ferritin-Spiegel unter 500 µg/l liegen – allerdings sind dauerhafte Ferritin-Werte über 500 µg/l zu vermeiden.

Folgen

Intravenöse Applikation von Eisen(III)-Komplexen verbessert die Ansprechrate und verringert die therapeutisch notwendige Dosis von rHuEPO.

Hinweis

- Vor und während einer Therapie mit Erythropoetin (EPO) muss der Eisenstatus (v. a. Transferrinsättigung, Serumferritin) bestimmt werden. Unter EPO-Therapie muss Eisen gegeben werden, wenn die Transferrinsättigung < 20 % und der Anteil hypochromer Erythrozyten im Blutausstrich > 10 % ist (normal < 2,5 %).
- Parenterale Applikation von Eisen – z. B. Intravenöse Bolus-Injektion 2–4 ml Ferinject entsprechend 100–200 mg Eisen (Ferinject: 185 mg Eisen(III)-hydroxid-Polymaltose-Komplex/ml = 50 mg Eisen/ml), 1–3 × pro Woche – verbessert die Ansprechrate auf EPO sowie Lebensqualität und Leistungsfähigkeit bei renaler Anämie.
- Eine Einzeldosis Ferinject® sollte 1000 mg Eisen (20 ml) pro Tag bzw. 15 mg Eisen (0,3 ml) pro kg KG nicht überschreiten. Die maximale wöchentliche Gesamtdosis beträgt 1000 mg (20 ml).
- Indikationen für parenterale Eisentherapie: Eisenmangelanämie bei chronischer Niereninsuffizienz, bei Tumorerkrankungen und bei chronisch-entzündlichen Darmerkrankungen (z. B. Colitis ulcerosa), Anämie bei chronischer Herzinsuffizienz, Restless-Legs-Syndrom.

Präparatebeispiele

Ferinject® 50 mg Eisen/ml (Amp), CosmoFer® 50 mg/ml (Amp), Ferrlecit® 40 mg (Amp), Ferrlecit® 62,5 mg (Amp), Venofer (Amp)

Betroffene Arzneistoffe

Darbepoetin alfa, Epoetin alfa, Epoetin beta, Epoetin delta

8.4 Erythropoetin und L-Carnitin

L-Carnitin verringert den Bedarf an rHuEPO bei renaler Anämie und Tumoranämie

Mechanismus

L-Carnitin Stabilisierung der Erythrozytenmembran (Fragilität ↓), Aktivität der erythrozytären Na^+/K^+-ATPase ↑, Resistenz auf rHuEPO ↓ (EPO-resistente Anämie), Responderrate auf rHuEPO ↑

Folgen

Reduktion des Epoetinbedarfs; Verbesserung des Ernährungsstatus (Albumin ↑), des Lipidprofils (z. B. TG ↓, HDL ↑), der antioxidativen Kapazität, der Leistungsfähigkeit und Lebensqualität.

Hinweis

- Parenterale Prämedikation mit L-Carnitin (z. B. 1000–2000 mg, i. v.) kann Bedarf an rHuEPO bei renaler Anämie reduzieren.
- Neben der renalen Anämie empfiehlt sich eine parenterale Applikation von L-Carnitin bei tumor- und/oder zytostatikabedingten Anämien (auch Fatigue).

Präparatebeispiele

L-Carn® 1 g Injektionslsg. (1000 mg L-Carnitin/Amp.), Nefrocarnit® Injektionslsg. (1000 mg L-Carnitin/Amp.)

Betroffene Arzneistoffe

Darbepoetin alfa, Epoetin alfa, Epoetin beta, Epoetin delta

9 Antiasthmatika

9.1 Glucocorticoide und Vitamin D

Systemische und inhalative Corticoide stören den Vitamin-D- und Knochenstoffwechsel

Mechanismus

Corticoide Pregnan-X-Rezeptor induzierte Aktivierung der 24-Hydroxylase und Abbau von 25-OH-D und 1,25-$(OH)_2$-D, Anstieg der Parathormonspiegel; Anti-Vitamin-D-Effekte: intestinale Calciumresorption ↓, renale Calciumexkretion ↑, Suppression der Osteoblastenaktivität, Osteoblastogenese ↓ (Knochenmark), Hemmung der Knochenneubildung, erhöhte Knochenresorption

Folgen

Knochen Störungen der Calciumutilisation und Knochenmineralisation, vorzeitige Knochenalterung, erhöhtes Risiko für corticoidinduzierte Osteoporose
Muskulatur Muskelschmerzen, proximale Muskelschwäche (→ erhöhte Parathormonspiegel wirken muskelkatabol), Gehschwierigkeiten
Vitamin D Vitamin-D-Insuffizienz: 25-OH-D-Serumspiegel < 30 ng/ml bzw. 75 nmol/l

Bei erwachsenen Asthmatikern wird nach 2-jähriger inhalativer Applikation von Glucocorticoiden eine dosisabhängige Verminderung der Knochendichte beschrieben.

Hinweis

- Unter systemischer oder inhalativer Therapie von Asthma bronchiale mit Corticoiden muss der 25-OH-D-Status labordiagnostisch überprüft (Zielwert: 40–60 ng/ml) und entsprechend kompensiert (40–60 IE Vitamin D pro kg KG/d, p. o.) werden. Eine optimale Calciumresorption und ossäre Calciumutilisation ist erst ab 25-OH-D-Spiegeln von ≥ 32 ng/ml bzw. ≥ 80 nmol/l zu erwarten.
- Vitamin-D_3-Initialdosis (VDI) in IE = 40 × [Zielwert (nmol/l) – Ausgangswert (nmol/)] × kg Körpergewicht (KG). Die errechnete Vitamin-D_3-Initialdosis (VDI) sollte etwa auf 7–10 Tage verteilt werden (Bsp.: VDI = 405 000 IE → 10 Tage lang 40 000 IE Vitamin D täglich). Im Anschluss sollten täglich 40–60 IE Vitamin D pro kg KG eingenommen werden. Eine Erfolgskontrolle der Vitamin-D-Therapie sollte frühestens nach 6–8 Wochen labordiagnostisch durch die Messung des 25-OH-D im Serum überprüft werden.
- In einer randomisierten, placebokontrollierten Doppelblindstudie an 334 japanischen Schulkindern wurde der Einfluss von Vitamin D_3 auf Atemwegserkrankungen wie Influenza A und Asthma untersucht. Die Kinder erhielten während des Interventionszeitraums von Dezember 2008 bis März 2009 täglich ein Placebo oder 1200 IE Vitamin D_3. Das Risiko, an Influenza A zu erkranken, wurde durch die Supplementierung von Vitamin D_3 gegenüber Placebo um 64 % verringert (RR: 0,58; 95 % KI: 0,34, 0,99; p = 0,04). Noch beeindruckender ist jedoch das Ergebnis in Bezug auf die Asthmaanfallshäufigkeit: in der Vitamin-D-Gruppe reduzierte sich die Anfallshäufigkeit um 83 % (RR: 0,17; 95 % CI: 0,04; 0,73; p = 0,006).
- Auf eine gute diätetische Versorgung mit weiteren knochenwirksamen Mikronährstoffen wie Vitamin K (z. B. MK-7), Calcium, Magnesium, Bor, Vitamin C und Zink sollte geachtet werden.

Präparatebeispiele

Vitamin D3 Support fluid heliopharm (Tropfen), Vitagamma® D_3 2000 IE (Tbl), Pure encapsulations® Vitamin D3 liquid (Tropfen), Vitamin D-loges® 5600 IE (Lta), Vitamin D3 MSE® intense 10 000 IE (Kps),

Dekristol® 20 000 IE (Kps), aminoplus® osteo (Gra), orthomol® osteo (Gra)

Betroffene Arzneistoffe

Beclometason, Budesonid, Ciclesonid, Fluticason, Mometason

9.2 Theophyllin und Vitamin B_6

Theophyllin stört den Vitamin-B_6-Stoffwechsel

Mechanismus

Theophyllin Vitamin-B_6-Antagonismus (Aktivierung von Pyridoxin zum stoffwechselaktiven Coenzym Pyridoxal-5-phosphat ↓)

Folgen

Vitamin B_6 Abfall der Pyridoxin- und Pyridoxal-5-Phosphat-Spiegel im Blut 9

Homocystein Milde Hyperhomocysteinämie (Hcy-Plasmaspiegel: $\geq 10\,\mu mol/l$)

Hinweis

- Unter der Therapie mit Theophyllin ist eine Supplementierung von Vitamin B_6 (20–50 mg/d, p. o.) zusammen mit Folsäure und Vitamin B_{12} zur Kompensation medikamentös bedingter Störungen empfehlenswert.
- Typische Nebenwirkungen des Theophyllins (z. B. Kopfschmerzen, Krampfanfälle, Schlaflosigkeit, Übelkeit, Unruhe) könnten mit Störung des Vitamin-B_6-Haushalts in Zusammenhang stehen.

Präparatebeispiele

Pure encapsulations® P5P50 E (Kps), B6-form 25 Pyridoxin+ (p5p) (Kps), Vitamin B_6 20 mg Jenapharm® (Tbl), Vitamin B6 Hevert® (Tbl), vaso-loges® S

Betroffene Arzneistoffe

Theophyllin

10 Antibiotika

10.1 Aminoglykoside und mitochondriale Toxizität

Aminoglykoside wie Gentamicin, Streptomycin, Tobramycin, Kanamycin, Neomycin, Netilmicin, Sisomicin und Amikacin wirken antibakteriell durch Inhibierung der bakteriellen Proteinproduktion und sind hocheffektiv bei Infektionen mit gramnegativen Aerobiern (z. B. Hirnhautentzündung, Endokarditis)

Mechanismus

Aminoglykoside Ototoxizität: aminoglykosidinduzierte Bildung von reaktiven Sauerstoffspezies (ROS) und Freisetzung von Cytochrom C in den Mitochondrien können Degeneration äußerer Haarzellen (Sinneszellen des Innenohrs) auslösen

Nephrotoxizität: aminoglykosidinduzierte Freisetzung von ROS und Störungen des mitochondrialen Energiestoffwechsels in den proximalen Tubuluszellen tragen zur Nephrotoxizität bei

Folgen

Mitotrope Mikronährstoffe Ein Mangel an mitotropen Mikronährstoffen wie Magnesium, Coenzym Q_{10}, Selen und L-Glutathion begünstigt das Auftreten ototoxischer und nephrotoxischer Nebenwirkungen unter Aminoglykosid-Antibiotika

Hinweis

- Vor einer Therapie mit Aminoglykosiden sollte auf eine gute Versorgung mit mitotropen Mikronährstoffen wie Magnesium, Selen, Coenzym Q_{10} und L-Glutathion geachtet werden.
- Der Selenstatus im Vollblut sollte bei 130–155 µg/l liegen (→ Prämedikation mit Selen, z. B. 1000–2000 µg Selen als Natriumselenit, i. v. 45–60 min vor Aminoglykosid-Applikation).

- Auch die prämedikative Einnahme von Coenzym Q_{10} (z. B. 200 mg Ubiquinol/d, p. o.) und Magnesium (z. B. 400 mg Magnesium/d, p. o.) ist empfehlenswert.

Präparatebeispiele
selenase® T pro injectione (Amp.), QuinoMit® Q10 fluid (Tropfen), Magnesium Support heliopharm (Kps), Tationil® 600 (Amp mit GSH)

Betroffene Arzneistoffe
Amikacin, Gentamicin, Kanamycin, Neomycin, Netilmicin, Sisomicin. Streptomycin, Tobramycin

10.2 Gyrasehemmer und Mineralstoffe

Zwei- und dreiwertige Kationen (z. B. Calcium, Magnesium, Eisen, Zink) beeinträchtigen die antibiotische Wirksamkeit

Mechanismus
Mineralstoffe Bildung schwer resorbierbarer Mineralstoff-Antibiotika-Komplexe bei gleichzeitiger Einnahme

Folgen
Gyrasehemmer Verminderte Resorption und Bioverfügbarkeit, Verlust der antibiotischen Wirksamkeit

Hinweis
- Bei Einnahme von Mineralstoff- bzw. Multivitaminmineralstoffpräparaten (auch Milchprodukte) sollte zu Gyrasehemmern ein Einnahmeabstand von etwa 2–3 h (Moxifloxacin: 5–6 h) eingehalten werden.

Betroffene Arzneistoffe

Calcium, Ciprofloxacin, Eisen, Levofloxacin, Magnesium, Moxifloxacin, Norfloxacin, Ofloxacin

10.3 Tetracycline und Mineralstoffe

R

Zwei- und dreiwertige Kationen (z. B. Calcium, Magnesium, Eisen, Zink) beeinträchtigen die antibiotische Wirksamkeit

Mechanismus

Mineralstoffe Bildung schwer resorbierbarer Mineralstoff-Antibiotika-Komplexe bei gleichzeitiger Einnahme

Folgen

Tetracycline Verminderte Resorption und Bioverfügbarkeit, Verlust der antibiotischen Wirksamkeit

Hinweis

- Bei Einnahme von Mineralstoff- bzw. Multivitaminmineralstoffpräparaten (auch Milchprodukte) sollte zu Tetracyclinen ein Einnahmeabstand von etwa 2–3 h eingehalten werden.

Betroffene Arzneistoffe

Calcium, Doxycyclin, Eisen, Magnesium, Minocyclin, Tetracyclin, Zink

10.4 Tetracycline und Vitamin C

E

Tetracycline erhöhen die renale Vitamin-C-Ausscheidung

Mechanismus

Tetracycline Störung des intrazellulären Stoffwechsels und der tubulären Rückresorption von Vitamin C

Folgen

Vitamin C Renale Vitamin-C-Exkretion ↑, Vitamin-C-Konzentration in Leukozyten ↓

Hinweis

- Bei einer Therapie mit Tetracyclinen empfiehlt sich eine zusätzliche Gabe von täglich 200–500 mg Vitamin C (p. o.) zur Kompensation des therapiebedingten erhöhten Vitamin-C-Umsatzes.

Präparatebeispiele

Pure encapsulations® Vitamin C 400 gepuffert (Kps), Ester C Complex I heliopharm (Kps), Vitamin C 1000 Wörwag® (Tbl), Orthodoc® Vitamin C 1000 (Kps), C-form® 500 retard⁺, Cetebe® Vitamin C Retardkapseln (Kps), Vitamin C MSE® matrix (Tbl)

Betroffene Arzneistoffe

Doxycyclin, Minocyclin, Tetracyclin

10.5 Folsäureantagonisten und Folsäure

Trimethoprim-Sulfamethoxazol-Kombination stört Folsäurestatus

Mechanismus

Trimethoprim Sulfonamide (z. B. Sulfamethoxazol) und Diamino-benzylpyridine (z. B. Trimethoprim, Tetroxoprim) sind Hemmstoffe der Dihydrofolat-Reduktase (Folsäureantagonisten)

Gastrointestinale Störungen durch die antibiotische Therapie können zusätzlich die diätetische Folsäureaufnahme beeinträchtigen.

Folgen

Folsäure Risiko für Folsäuremangel (Serum-Folat < 3,5 ng/ml, Erythrozyten-Folat < 250 ng/ml)
Blutbild Hypersegmentierte Granulozyten, Risiko für Störungen der Hämatopoese (megaloblastäre Anämie)
Homocystein Milde Hyperhomocysteinämie (Hcy-Plasmaspiegel: ≥ 10 µmol/l) 10

Hinweis

- Bei antibiotischer Therapie mit Tetroxoprim (→ Cotetroxazin, in Deutschland nicht im Handel) oder Trimethoprim (→ Cotrimoxazol) ist eine Folsäuresubstitution (0,4–1 mg/d, p. o. oder intramuskulär) zusammen mit Vitamin B_{12} sinnvoll, insbesondere bei Patienten mit schlechtem Ernährungsstatus (z. B. HIV-Infizierte → Toxoplasmosetherapie).
- Labordiagnostisch ist bei häufiger Anwendung von Cotrimoxazol die Objektivierung des Homocysteinplasmaspiegels sowie des Vitamin-B_{12}- und Folsäurestatus sinnvoll.

Präparatebeispiele

Pure encapsulations® B12 Folate E (Kps), B12 direct plus heliopharm (Lta), B_{12} Ankermann® (Tbl), Orthodoc® Vitamin B12 (Lta), vasologes® S (Tbl), Medyn® forte (Kps)

Betroffene Arzneistoffe

Trimethoprim, Trimethoprim plus Sulfamethoxazol

10.6 Pivalinsäurehaltige Antibiotika und L-Carnitin

E

Erhöhte renale Carnitinexkretion unter Cefetametpivoxil

Mechanismus

Cefetametpivoxil Pivalinsäure bindet nach Hydrolyse des Pivaloyloxymethyl-Esters an L-Carnitin und wird als Pivaloyl-L-Carnitin renal ausgeschieden

Folgen

Carnitin Carnitinserumspiegel $\leq 30\,\mu mol/l$, AC : FC-Quotient (postprandial) $\geq 0{,}4$ (AC: Acyl-Carnitin, FC: freies Carnitin), potenzielles Risiko für Störungen des mitochondrialen Energiestoffwechsels

Hinweis

- Unter antibiotischer Therapie mit pivalinsäurehaltigen Antibiotika (auch Virustatika wie Adefovir-Dipivoxil) sollte an die adäquate Kompensation (z. B. 500–2000 mg L-Carnitin/d, p. o.) der iatrogenen Carnitinverluste gedacht werden.

Präparatebeispiele

Pure encapsulations® L-Carnitin (Kps), Carnitin Support heliopharm (Kps), aminoplus® Carnitin (Kps), Acetyl-L-Carnitin 500 mg GPH (Kps), Carnipure 500 mg GPH (Kps), L-Carnipure 500 mg (Kta), Carnitin MSE

(Kps), Biocarn® (Lsg), Carniform® 550+ (Kps), Biogena L-CarniPur 500 (Kps)

Betroffene Arzneistoffe

Cefetametpivoxil

10.7 Antibiotika und Probiotika

Im menschlichen Darm leben mehr als hundert Billionen Bifido-, Milchsäure-, und Kolibakterien – schätzungsweise bis zu 3000 verschiedene Arten. Antibiotika stören das empfindliche biologische Gleichgewicht der Darmflora und begünstigen die Ansiedlung von pathogenen Keimen, wie Clostridium difficile. Etwa 30 % aller Diarrhöen, die im Zusammenhang mit einer Antibiotikatherapie stehen, werden durch den Keim Clostridium difficile ausgelöst. Eine aktuelle Metaanalyse von 63 randomisierten und kontrollierten Studien belegt, dass die gleichzeitige Einnahme von Probiotika zur Antibiotikagabe das Risiko für eine Antibiotika-assoziierte Diarrhö, die sich bis zur pseudomembranösen Kolitis entwickeln kann, signifikant reduziert. Grundsätzlich können alle Antibiotika – mit unterschiedlichem Risiko – zum Auftreten einer Antibiotika-assoziierten Diarrhö führen (z. B. Clindamycin, Cephalosporine, Breitbandpenicilline). 10

Mechanismus

Probiotika Bei Kindern und Erwachsenen kann durch die zusätzliche Einnahme von Probiotika (z. B. Bifidobacterium bifidum, Lactobacillus acidophilus, Saccharomyces boulardii) während oder kurz nach Beginn der Therapie mit Antibiotika das Darm-Ökosystem stabilisiert und das Risiko für eine durch Clostridium difficile ausgelöste Diarrhö um nahezu 70 % verringert werden.

Folgen

Antibiotikatherapie Gastrointestinale Nebenwirkungen ↓, Schäden der gesunden Darmflora ↓

Hinweis

- Die begleitende Einnahme von Probiotika zur Antibiotikatherapie unterstützt eine gesunde Darmflora, fördert die Regeneration der Darmschleimhaut und verbessert die Aufnahme und Verwertung von Mikronährstoffen.
- Das Probiotikum sollte zeitversetzt zum Antibiotikum (z. B. 2 h nach dem Antibiotikum) eingenommen werden, damit die probiotischen Keime nicht sofort abgetötet werden.
- Probiotika sollten während der gesamten Antibiotikatherapie und optimalerweise noch 2–4 Wochen darüber hinaus eingenommen werden.

Präparatebeispiele

Medi-con-form® ab (Kps), Omniflora® N (Kps), bodymed® Hepabiotic (Kps), probiotik® pur (Pulver), Perenterol® (Kps), Omniflora® akut (Kps), Yomogi® (Kps), Pure encapsulations® Probiotika (Kps), Darm-in-form flora$^+$ (Kps), Sana-Pro Probiotika (Pulver)

Betroffene Arzneistoffe

Cephalosporine (z. B. Cefotaxim, Ceftibuten, Cefuroximaxetil), Folsäureantagonisten (z. B. Cotrimoxazol), Breitbandpenicilline (z. B. Amoxicillin, Piperacillin), Makrolide (z. B. Erythromycin, Clarithromycin, Roxithromycin), Clindamycin

10.8 Helicobacter-pylori-Eradikation und Probiotika

Mit einer Prävalenz von weltweit ca. 50 % zählt die Infektion mit Helicobacter pylori zu den häufigsten chronischen bakteriellen Infektionen. Das gramnegative Bakterium ist eines der erfolgreichsten humanpathogenen Keime. Es ist verantwortlich für chronische Gastritiden, die meisten Magen- und Zwölffingerdarmgeschwüre, Magenkarzinome, MALT-Lymphome und Riesenfaltengastritis. Die siebentägige Eradikationstherapie von Helicobacter pylori (Hp) besteht in der Regel aus der Kombination eines Protonenpumpenhemmers mit zwei oder drei Antibiotika (Triple-Therapie: Lansoprazol plus Clarithromycin plus Amoxicillin; Quadruple-Therapie: Lansoprazol plus Clarithromycin plus Amoxicillin plus Wismutsubcitrat)

Mechanismus

Probiotika Die adjuvante Einnahme bestimmter Probiotika (z. B. Saccharomyces boulardii, Lactobacillus acidophilus) erhöht die Eradikationsrate um bis zu 15 % und reduziert die eradikationsbedingten Nebenwirkungen (z. B. Diarrhö) um bis zu 50 %.

Folgen

Eradikationstherapie Erfolg der Hp-Eradikation ↑, gastrointestinale Nebenwirkungen der Eradikationsmittel ↓

Hinweis

- Bei einer Eradikationstherapie des Helicobacter pylori ist die adjuvante Einnahme von Probiotika (z. B. Saccharomyces boulardii) empfehlenswert.

Präparatebeispiele

Omniflora® akut (Kps), Medi-con-form® ab (Kps), bodymed® Hepabiotic (Kps), probiotik® pur (Pulver), Perenterol® (Kps), Yomogi® (Kps), Pure encapsulations® Probiotika (Kps), Darm-in-form flora⁺ (Kps)

Betroffene Arzneistoffe

Lansoprazol, Clarithromycin, Amoxicillin, Metronidazol, Wismutsubcitrat

10.9 Helicobacter-pylori-Eradikation, Vitamin C und Vitamin E

Die Bioverfügbarkeit von Vitamin C nimmt bei Hp-Infektionen der Magenschleimhaut sehr stark ab, sodass Hp-Infizierte im Vergleich zu nicht infizierten Personen auch deutlich reduzierte Vitamin-C-Plasmaspiegel aufweisen. Es gibt zunehmend Hinweise darauf, dass Ascorbinsäure im alkalischen Milieu nach Oxidation zu Dehydroascorbinsäure und nach Verseifung des Lactonrings von Hp im Rahmen der bakteriellen Energiegewinnung zu CO_2 abgebaut wird (→ mitochondriale Atmungskette)

Mechanismus

Vitamin C Vitamin C hemmt in vitro die Urease des Hp und damit den Energiestoffwechsel des Bakteriums. Zwei mögliche Mechanismen:
Pro-oxidativer Effekt von AA und DHA über die Eisen(Fe^{3+})-vermittelte Induktion von H_2O_2 (→ inhibitorische Wirkung von DHA-Fe^{3+} durch H_2O_2-bedingte Thioloxidation des Enzyms).
Hemmung des Enzyms Urease über die Reduktion von Ni (II) zu Ni (0). Die Urease ist ein nickelhaltiges Metalloenzym, welches die Hydrolyse von Urea unter Bildung von Ammoniak und Kohlendioxid katalysiert.

Folgen

Eradikationstherapie Erfolg der Hp-Eradikation ↑, gastrointestinale Nebenwirkungen der Eradikationsmittel ↓

Hinweis

- Patienten mit einer Hp-Infektion sollten auf eine gute Versorgung mit Vitamin C und Vitamin E achten. Die tägliche Einnahme von Vitamin C (z. B. 2 × 500 mg) und Vitamin E (z. B. 500 IE) ist aufgrund der Hp-induzierten Störungen im Vitamin C-Haushalt und oxidativen Belastung empfehlenswert.
- In einer aktuellen Studie an 200 Patienten mit Hp-Infektion (137 Frauen, 63 Männer) führte die begleitende Einnahme von 2 × 500 mg Vitamin C pro Tag und 2 × 200 IE Vitamin E pro Tag im Vergleich zur alleinigen Therapie mit Antibiotika (Amoxicillin, Clarithromycin) und einem PPI (Lansoprazol) zu einer signifikanten Steigerung der Hp-Eradikation von 47 % auf 84 % ($p < 0,005$).
- Bei Symptomen eines Vitamin-C-Mangels (z. B. Zahnfleischbluten) kann es auch sinnvoll sein, initial Vitamin C zu infundieren (z. B. 7,5 g in 100 ml 0,9 % NaCl, 2-mal pro Woche).

Präparatebeispiele

Ester C Complex I heliopharm (Kps), Pure encapsulations® Vitamin C 400 gepuffert (Kps), Vitamin C 1000 Wörwag® (Tbl), Orthodoc® Vitamin C 1000 (Kps), Vitamin C MSE® matrix (Tbl), C-form® 500 retard⁺, Optovit forte Vitamin E 200 IE (Kps), Pure encapsulations® Vitamin E (Kps), Biogena vitamin E caps (Kps) 10

Betroffene Arzneistoffe

Lansoprazol, Clarithromycin, Amoxicillin, Metronidazol, Wismutsubcitrat

11 Antidementiva

11.1 Antidementiva und Antioxidanzien

Antioxidanzien (z. B. alpha-Liponsäure, Vitamin E) können die Wirkung von Antidementiva unterstützen

Mechanismus

Antioxidanzien Antiinflammatorische, antioxidative, neuroprotektive und proenergetische Wirkung (→ mitochondrialer Energiestoffwechsel)

Folgen

Antidementiva Synergismus und Erweiterung der Pharmakotherapie mit Antidementiva, Stabilisierung und moderate Verbesserung der kognitiven Fähigkeiten bei leichter und mittelschwerer Alzheimer-Demenz

Hinweis

Bei leichter und mittelschwerer Alzheimer-Demenz kann die begleitende Gabe von Antioxidanzien (z. B. 2 × 600 mg alpha-Liponsäure/d, p. o. oder 2 × 1000 IE Vitamin E/d, p. o.) das Fortschreiten der Erkrankung verlangsamen und die kognitive Leistungsfähigkeit stabilisieren. Eine aktuelle randomisierte vierarmige Doppelblindstudie Studie aus dem JAMA mit insgesamt 613 Patienten belegt, dass die Supplementierung von Vitamin E (2 × 1000 IE/Tag, p. o.) die zunehmende Unselbstständigkeit bei Morbus Alzheimer hinauszögern kann. Der in der Alzheimertherapie eingesetzte NMDA-Rezeptor-Antagonist Memantine war im Vergleich dazu nur mäßig wirksam. Darüber hinaus ist es empfehlenswert den 25-OH-D-Status zu normalisieren (Zielwert: 40–60 ng/ml)!

Präparatebeispiele

Thiogamma® 600 oral (Fta), Mowivit® Vitamin E 1000 (Kps), Quinomit® Q10 fluid MSE (1 Hub entspricht 8,4 mg Ubiquinol)

Betroffene Arzneistoffe

Donepezil, Memantine, Rivastigmin

11.2 Antidementiva und Phosphatidylserin

Phosphatidylserin kann die Wirkung von Antidementiva unterstützen

Mechanismus

Phosphatidylserin (PS) PS dominierendes Phospholipid im Gehirn, reguliert die Freisetzung und Signaltransduktion von Neurotransmittern (z. B. Acetylcholin). Unzureichende Versorgung mit PS begünstigt Abnahme der NGF-Rezeptordichte im Cerebellum und Hippokampus, Neigung zu Gedächtnis- bzw. Lernstörungen ist erhöht

Folgen

Antidementiva PS unterstützt die Wirksamkeit und kann bei leichter Demenz zu einer Stabilisierung der kognitiven Leistungsfähigkeit beitragen

Hinweis 11

Bei kognitiven Störungen ist die begleitende Supplementierung von Phosphatidylserin (z. B. 3 × 100 mg/d, p. o.) mit einem Vitamin-B-Komplex sinnvoll. Zur labordiagnostischen Kontrolle sollte neben dem Homocysteinspiegel (Hcy < 10 µmol/l) auch der Vitamin-B_{12}-Status anhand funktioneller Parameter wie Methylmalonsäure oder Holo-Transcobalamin gemessen werden.

Präparatebeispiele

Pure encapsulations® PS (Kps), Mental-in-form essenz (Kps), Biogena CogniPur PS Gold® (Kps), Membrain® (Kps), Lipamin PS (Kps)

Betroffene Arzneistoffe

Donepezil, Memantine, Rivastigmin

12 Antidiabetika

12.1 Orale Antidiabetika und Chrom

Chrom(III) kann die blutzuckersenkende Wirkung von oralen Antidiabetika steigern

Mechanismus

Chrom Chrom kann über das chromabhängige Oligopeptid Chromodulin die zelluläre Insulinwirkung steigern

Folgen

Antidiabetika Potenzierung der blutzuckersenkenden Wirkung möglich

Abfall der Blutzuckerspiegel aufgrund der verbesserten Glucoseverwertung (→ additive blutzuckersenkende Wirkung mit Insulin und/oder oralen Antidiabetika).

Hinweis

- Einnahme von Chrom(III)-Supplementen (z. B. 500 µg/d, p. o.) kann potenziell die blutzuckersenkende Wirkung von Insulin oder oralen Antidiabetika verstärken.
- Der Blutzucker sollte zur Vermeidung von Unterzuckerungserscheinungen engmaschig kontrolliert und der Patient darauf hingewiesen werden.

Präparatebeispiele

Chrom III MSE (Tbl), Pharma Nord® Bio-Chrom (Tbl), Optimed® BZ (Kps), Pure encapsulations® Chrompicolinat (Kps), Chromoform® 250+ (250 µg Chrom als Picolinat/Kps), Diabeto Quintessenz HP® (Kps), aminoplus® diabet (Gra), Medi-con-form® met (Kps), orthomol® diabet (Kps)

Betroffene Arzneistoffe

Glibenclamid, Glimepirid, Metformin, Repaglinid, Rosiglitazon

12.2 Orale Antidiabetika und Vitamin D

Vitamin D unterstützt die blutzuckerregulierende Wirkung von oralen Antidiabetika (z. B. Metformin, Glibenclamid, Glimepirid)

Mechanismus

Vitamin D Insulinresistenz ↓, zelluläre Glucoseverwertung ↑, AGE-Belastung ↓, SOD-Aktivität ↑, Endothelschutz ↑

Folgen

Vitamin D Verbesserung der diabetischen Stoffwechsellage

Hinweis

- Der 25-OH-Vitamin-D-Status sollte bei allen Diabetikern labordiagnostisch überprüft (Zielwert: 40–60 ng/ml) und entsprechend kompensiert (40–60 IE Vitamin D pro kg KG/d, p. o.) werden.
- Der Glucose- und Insulinstoffwechsel kann bei Diabetikern durch die Normalisierung des 25-OH-D-Status verbessert und das Risiko für Makro- und Mikroangiopathien (z. B. Retinopathie) gesenkt werden. 12

Präparatebeispiele

Vitamin D3 Support fluid heliopharm (Tro), Pure encapsulations® Vitamin D3 liquid (Tro), Vitagamma® D_3 2000 IE (Tbl), Vitamin D-loges® 5600 IE (Lta), Vitamin D3 MSE® intense 10 000 IE (Kps), Vitamin D Support 1000 IE (Tbl), Dekristol® 20 000 IE (Kps)

Betroffene Arzneistoffe

Glibenclamid, Glimepirid, Metformin, Repaglinid, Rosiglitazon

12.3 Orale Antidiabetika und α-Liponsäure

Verstärkung der blutzuckersenkenden Wirkung möglich

Mechanismus

α-Liponsäure Stimulierung der Pyruvat-Dehydrogenase (PDH) und α-Ketoglutarat-Dehydrogenase (KDGH) zusammen mit Vitamin B_1

Folgen

Blutzucker Abfall der Blutzuckerspiegel möglich aufgrund der verbesserten Glucoseutilisation (→ additive blutzuckersenkende Wirkung, in Einzelfällen, insbesondere bei Infusionen mit α-Liponsäure)

Hinweis

- Einnahme von α-Liponsäure (z. B. 2 × 600 mg/d, p. o.) – auch Benfotiamin – kann potenziell die blutzuckersenkende Wirkung von Insulin und/oder oralen Antidiabetika verstärken.
- Der Blutzucker sollte zur Vermeidung von Unterzuckerungserscheinungen engmaschig kontrolliert und der Patient darauf hingewiesen werden.

Präparatebeispiele

Thiogamma® 600 oral (Fta), Thiogamma® 300 oral (Kps), Alphaform® lipon 200+ (Kps), biomo-lipon 600 mg (Fta), Tromlipon® 600 (Fta)

Betroffene Arzneistoffe

Glibenclamid, Glimepirid, Metformin, Repaglinid, Rosiglitazon

12.4 Orale Antidiabetika und Magnesium

M R

Eine Therapie mit oralen Antidiabetika wie Biguaniden (z. B. Metformin) und Sulfonylharnstoffen (z. B. Glibenclamid) ist mit Störungen im Magnesiumhaushalt verbunden

Mechanismus

Orale Antidiabetika Die Resorption und Utilisation von Magnesium können beeinträchtigt werden

Folgen

Magnesium Abfall der Magnesiumspiegel im Blut (z. B. Serum: ≤ 0,8 mmol/l)

Insulinwirkung Magnesium reguliert die Tyrosinkinase-Aktivität des Insulinrezeptors und die Signalweiterleitung auf Postrezeptorebene (Magnesium = natürliches Antidiabetikum). Mangel an Magnesium steigert daher die Insulinresistenz und das Risiko für eine Dyslipoproteinämie (z. B. Triglyceridämie)

Hinweis

- Der Magnesiumhaushalt ist bei Diabetikern häufig gestört. Magnesiummangel steigert das Risiko für diabetische Mikro- und Makroangiopathien (z. B. Retinopathie).
- Typ-1- und Typ-2-Diabetiker sollten täglich 365 Tage im Jahr konsequent Magnesium supplementieren (z. B. 300 mg Magnesium/Tag).
- Die Gesamttagesdosis sollte in jedem Fall über den Tag verteilt eingenommen werden (z. B. 3× 100 mg Magnesium/Tag).

Präparatebeispiele

magnerot® classic N (Tbl), Magnesium Support heliopharm (Kps), Magnesium Verla® 300 (Gra), Pure encapsulations® Magnesium (Kps), Magnesium Diasporal® 400 (Gra), Optimed® BZ (Kps), Siebensalz® Magnesium (Kps), Diabeto Quintessenz HP® (Kps), aminoplus® diabet (Gra), Medi-con-form® met (Kps), orthomol® diabet (Kps), AEGS® Met prevent (Kps)

Betroffene Arzneistoffe

Glibenclamid, Glimepirid, Metformin, Repaglinid, Rosiglitazon

12.5 Metformin und Vitamin B_{12}

Metformininduzierte Störung der Vitamin-B_{12}-Resorption

Mechanismus

Metformin Störung der calciumabhängigen und rezeptorvermittelten Endozytose des Intrinsic-Faktor-Vitamin-B_{12}-Komplexes im terminalen Illeum

Auch der Folsäurestatus kann durch die Therapie mit Metformin beeinträchtigt werden.

Folgen

Vitamin B_{12} Vitamin-B_{12}-Serumspiegel ↓ (Mangel: <450 ng/ml), Holo-Transcobalamin (Mangel: <70 pmol/l)
Homocystein Milde Hyperhomocysteinämie (Hcy-Plasmaspiegel: ≥ 10 µmol/l)

Erhöhtes Risiko für neuropsychiatrische (z. B. Beeinträchtigung der geistigen Leistungsfähigkeit, depressive Verstimmungen, Hirnatrophie, Demenz), neurologische (z. B. Neuropathien), kardiovaskuläre (z. B. Schlaganfall) und ophthalmologische (z. B. Retinopathien) Komplikationen.

Hinweis

- Unter Langzeittherapie mit dem Biguanid Metformin sollte regelmäßig Vitamin B_{12} (200–1000 µg/d) zusammen mit Folsäure und Vitamin B_6 supplementiert werden.
- Älteren Personen (≥ 60 Jahre), die häufig eine atrophische Gastritis aufweisen, wird eine Vitamin-B_{12}-Supplementierung von wenigstens 500 µg pro Tag empfohlen.
- Bei Vitamin-B_{12}-Mangel empfiehlt sich initial die parenterale Applikation (intramuskulär, subkutan oder langsam intravenös) von Cyano- oder Hydroxocobalamin (z. B. 1500 µg Hydroxocobalmin, 2-mal pro Woche über einen Zeitraum von 1–2 Wochen).

Präparatebeispiele

B12 direct plus heliopharm (Lta), B_{12} Ankermann® (Tbl), Pure encapsulations® B12 Folate E (Kps), Orthodoc® Vitamin B12 (Lta), Medi-con-form® met (Kps), vaso-loges® S (Tbl), AEGS® Met prevent (Kps), B_{12} Ankermann® 1000 µg (Amp), B12 Depot Hevert (Amp), Vitamin B12-Depot-Injektopas 1500 µg (Amp), Optimed® BZ (Kps), Diaprävent (Kps)

Betroffene Arzneistoffe

Metformin, Metformin plus Rosiglitazon

12.6 Metformin und Coenzym Q_{10}

M

Metformininduzierte Interaktion mit dem mitochondrialen Atmungskettenkomplex I

Mechanismus

Metformin Hemmung des mitochondrialen Komplexes I (NADH-Ubiquinon-Oxidoreduktase) → Leber: Reduzierte Bereitstellung von ATP und Erhöhung von AMP in Hepatozyten → Hemmung der Adenylatcyclase mit reduzierter Bildung von cAMP → glucagoninduzierte hepatische Glucoseproduktion ↓

Der Coenzym Q_{10}-abhängige Komplex I ist die regulierende und treibende Kraft des Elektronendurchlaufs in der mitochondrialen Elektronentransportkette. Altersbedingt erfolgt u.a. im Pankreas der stärkste Abfall der Coenzym Q_{10}-Konzentration.

Folgen

Coenzym Q_{10} Störungen im Coenzym Q_{10}-Haushalt (v.a. auch bei Therapie mit Statinen), erhöhte Belastung mit oxidativem und nitrosativem Stress

Lipidperoxidation Erhöhte Werte an F2-Isoprostane (8-iso-PGF2-alpha)

Oxidativer/nitrosativer Stress kann die Insulinresistenz und das Risiko für Makro- und Mikroangiopathien beim Diabetiker deutlich steigern.

Hinweis

- Unter Langzeittherapie mit dem Biguanid Metformin sollte regelmäßig $Coenzym_{10}$ (z.B. 100 mg Ubiquinon/d) zusammen mit Vitamin C (z.B. 2 × 500 mg/d) und Selen (z.B. 50 µg/d) supplementiert werden. Im Vergleich zu Ubiquinon (oxQ_{10}) benötigt man für die gleiche zelluläre Wirkung ungefähr nur ⅔vom Ubiquinol ($redQ_{10}$).
- Bei älteren Personen (≥ 60 Jahre) wird eine Coenzym Q_{10}-Supplementierung von wenigstens 200 mg pro Tag empfohlen, um endothelprotektive Coenzym Q_{10}-Spiegel von ≥ 2,5 µg/ml zu erreichen.

Präparatebeispiele

Quinomit® Q10 MSE (Kps), Coenzym Q10 Support (Kps), Quinomit Q10 fluid MSE (Tro), Pure encapsulations® CoQ10 120 mg (Kps), Biogena Coenzym Q10 active Gold Ubiquinol (Kps), Pure encapsulations® Ubiquinol-QH 50 mg (Kps), Medi-con-form® met (Kps), AEGS® Met prevent (Kps), Q10 Bio-Qinon® Gold 100 mg (Kps), Diaprävent® (Kps)

Betroffene Arzneistoffe

Metformin, Metformin plus Rosiglitazon

13 Antiepileptika

13.1 Antiepileptika und Vitamin D

Vitamin-D-Mangel (25-OH-D < 20 ng/ml) durch Antiepileptika (z. B. Carbamazepin, Phenytoin, Phenobarbital, Primidon)

Mechanismus

Antiepileptika Stimulieren u. a. den Pregnan-X-Rezeptor und können hierüber die 24-Hydroxylase (24-OHase) induzieren; die 24-OHase baut 25-OH-Vitamin D und 1,25-$(OH)_2$-Vitamin D in nicht mehr stoffwechselaktive Vitamin-D-Metaboliten ab

Weitere Störungen Verringerung der intestinalen Calciumabsorption und renalen Calciumrückresorption, Hemmung der Calcitoninsekretion sowie Störungen der Knochenmineralisation

Folgen

Vitamin D Abfall der 25-(OH)-D-Serumspiegel; ein Abfall unter 30 ng/ml führt zu vorzeitiger Knochenalterung

Labor Vitamin-D-Mangel: 25-(OH)-D-Serumspiegel < 20 ng/ml

Calcium Störung des Calcium und Phosphatstoffwechsels, renale und intestinale Calciumverluste ↑, Hypocalcämie (→ Anstieg des Parathormonspiegels: sekundärer Hyperparathyreoidismus)

Parathormon Erhöhte Parathormonspiegel wirken muskelkatabol und beeinträchtigen die Muskelfunktion, langfristig kann auch das Herz-Kreislauf-System geschädigt werden (z. B. Bluthochdruck)

Muskelschwäche, Muskelschmerzen, Abnahme der Knochendichte und -zellproliferation, erhöhtes Risiko für Knochenfrakturen, Rachitis und Osteomalazie (→ Osteopathia antiepileptica)

Hinweis

- Bei Einnahme von Antiepileptika muss der 25-OH-D-Status im Blutserum labordiagnostisch mindestens zweimal im Jahr kontrolliert werden, insbesondere bei Heranwachsenden mit geringer körperlicher Aktivität, dunkelhäutigen Menschen, Übergewichtigen sowie multiple beeinträchtigen Patienten mit geringer UV-B-Licht-Exposition. Ein arzneimittelbedingter Vitamin-D-Mangel äußert sich vor allem auf der Ebene des Knochen- und Muskelstoffwechsels (z. B. Knochen-, Muskelschmerzen), kann aber auch das Immunsystem und das Herz-Kreislauf-System betreffen.
- Ohne eine adäquate Vitamin-D-Supplementierung (50–60 IE Vitamin D pro kg KG pro Tag) führt eine Langzeitmedikation mit Antiepileptika häufig zu einem Vitamin-D-Mangel (25-OH-D < 20 ng/ml bzw. 50 nmol/l).
- In der Praxis hat sich zum schnellen Ausgleich eines Vitamin-D-Mangels initial die hoch dosierte Einnahme von Vitamin D_3 bewährt. Dabei lässt sich mithilfe einer einfachen Formel, die das Körpergewicht miteinbezieht, die initiale Vitamin-D_3-Dosierung (VDI) einfach berechnen:
  Vitamin-D_3-Initialdosis (VDI) in IE = 40 × [Zielwert (nmol/l) – Ausgangswert (nmol/)] × kg Körpergewicht (KG).
  Beispiel: Zielwert = 150 nmol/l, Ausgangswert = 15 nmol/l, Körpergewicht = 75 kg Vitamin-D_3-Initialdosis = 40 × [150–15] × 75 = 405 000 IE Vitamin D_3. Die errechnete Vitamin-D_3-Initialdosis (VDI) sollte etwa auf 7–10 Tage verteilt werden (Bsp.: VDI = 405 000 IE → 10 Tage lang 40 000 IE Vitamin D täglich).

Präparatebeispiele

Vitamin D3 Support fluid heliopharm (Tro), Pure encapsulations® Vitamin D3 liquid (Tro), Vitagamma® D_3 2000 IE (Tbl), Vitamin D-loges® 5600 IE (Lta), Vitamin D3 MSE® intense 10 000 IE (Kps), Vitamin D Support 1000 IE (Tbl), Dekristol® 20 000 IE (Kps)

Betroffene Arzneistoffe

Carbamazepin, Oxcarbazepin, Phenobarbital, Phenytoin, Primidon, Valproinsäure (auch neuere Antiepileptika)

13.2 Antiepileptika und Vitamin K

Vitamin-K-Mangel durch Antiepileptika

Mechanismus

Antiepileptika Abbaubeschleunigung infolge der Induktion metabolisierender Enzyme (Phenytoin, Phenobarbital)

Kommentar: Mechanismus noch nicht vollständig geklärt

Folgen

Labor Anstieg des untercarboxylierten Osteocalcins (→ Marker für latenten Vitamin-K-Mangel, erhöhtes Risiko für Frakturen), gestörte Synthese von Blutgerinnungsfaktoren (II, VII, IX, X), Verlängerung der Prothrombinzeit, erniedrigter Quick-Wert
Neugeborene von Müttern, die mit Antiepileptika behandelt werden Risiko für Vitamin-K-Mangelblutungen am ersten Lebenstag (Morbus hämorrhagicus neonatorum)

Hinweis

- Schwangere: Zur Prävention von Vitamin-K-Mangelblutungen beim Neugeborenen sollten Schwangere, die Antiepileptika (auch Antituberkulotika) einnehmen, 48 h bis einige Stunden vor der Entbindung 10–20 mg Vitamin K_1 oral (oder 2–5 mg intramuskulär) erhalten.
- Neugeborene: Neugeborene von Müttern, die mit Antiepileptika behandelt werden, sollten 1 mg Vitamin K_1 kurz nach der Geburt intramuskulär erhalten (Frühgeborene mit einem Geburtsgewicht unter 1500 g, z. B. 200 µg pro kg KG, i. m.). Bei Bedarf weitere Gaben in Abhängigkeit des klinischen Bilds und des Gerinnungsstatus.
- Allgemein: Da Vitamin K auch für den Knochenstoffwechsel (→ Osteocalcin) und die Gefäßgesundheit (→ Matix-Gla-Protein) wichtig ist, wird bei Therapie mit Antiepileptika generell eine regelmäßige Vitamin-K-Zufuhr in Form des hochbioverfügbaren Vitamin K_2 als Menaquinon-7 (z. B. 2–4 µg MK-7 pro kg KG pro Tag) empfohlen. Dabei kann MK-7 durchaus auch mit Vitamin D_3 kombiniert werden.

Präparatebeispiele

Konakion® MM 2 mg (Amp), Konakion® MM 10 mg (Amp), D-Form® 2000 k2⁺ (Kps), K2-form 100 mk-7⁺ (Kps), aminoplus® osteo (Gra), Osteo-in-form® multi⁺ (Kps), Biogena Osteo Calcon Komplex Gold (Kps), orthomol® osteo (Gra)

Betroffene Arzneistoffe

Carbamazepin, Phenobarbital, Phenytoin, Primidon, Valproinsäure

13.3 Antiepileptika und Folsäure

Folsäuremangel durch Antiepileptika (z. B. Primidon, Carbamazepin, Phenytoin, Phenobarbital)

Mechanismus

Antiepileptika Störung der intestinalen Folsäureresorption und -dekonjugation

Weitere Störungen Primidon interferiert mit der Konversion von Folsäure in 5-Methyl-THF, Lamotrigin ist ein schwacher Inhibitor der Dihydrofolat-Reduktase

Folgen

Folsäure Risiko für Folsäuremangel (Serum-Folat < 3,5 ng/ml, Erythrozyten-Folat < 250 ng/ml)

Schleimhäute Risiko für Entzündungen der Mund- und Lippenschleimhaut (Gingivahyperplasien zu etwa 25–40 % unter Phenytoin)

Blutbild Hypersegmentierte Granulozyten, Risiko für Störungen der Hämatopoese (megaloblastäre Anämie)

Homocystein Milde Hyperhomocysteinämie (Hcy-Plasmaspiegel: ≥ 10 µmol/l)

Hinweis

- Unter antikonvulsiver Therapie ist eine regelmäßige Supplementierung von Folsäure (0,4–1 mg/d, p. o.) empfehlenswert (über die Hälfte der mit Antiepileptika behandelten Patienten weist Störungen im Folsäurehaushalt auf).
- Da auch der Status anderer B-Vitamine (z. B. Thiamin, Riboflavin, Vitamin B_6, Biotin, Vitamin B_{12}) gestört werden kann, empfiehlt sich die Folsäuresubstitution in Form eines Vitamin-B-Komplexes.
- Cave: Folsäure kann in Dosen > 1 mg/d den oxidativen Phenytoinabbau beschleunigen und dadurch die antiepileptische Wirkung abschwächen!

Präparatebeispiele

B12 Folate E (Kps), B12 direct plus heliopharm (Lta), Pure encapsulations® B Komplex Plus (Kps), B-Komplex-loges® (Kps), Biogena NeuroGesan® B-Komplex.

Betroffene Arzneistoffe
Carbamazepin, Phenytoin, Phenobarbital, Primidon, Valproinsäure

13.4 Antiepileptika und Homocystein

Antiepileptikainduzierte Hyperhomocysteinämie

Mechanismus
Antiepileptika Störung der Folsäureresorption und -utilisation

Folgen
Folsäure Risiko für Folsäuremangel (Serum-Folat $< 3{,}5$ ng/ml, Erythrozyten-Folat < 250 ng/ml)
Homocystein Milde Hyperhomocysteinämie (Hcy-Plasmaspiegel: $\geq 10\,\mu$mol/l)

> **Hinweis**
> - Unter der Therapie mit Antiepileptika (z. B. Carbamazepin, Primidon, Phenytoin, Phenobarbital) empfiehlt sich die Supplementierung von Folsäure (0,4–1 mg tgl.) in Kombination mit Vitamin B_6 und B_{12}, um einem medikationsbedingten Anstieg der Homocysteinspiegel entgegen zu wirken (▸Kap. 12.2).

Präparatebeispiele
B12 direct plus heliopharm (Lta), Pure encapsulations® B12 Folate E (Kps), Orthodoc® Vitamin B12 (Lta), vaso-loges® S (Tbl), Medyn® forte (Kps)

Betroffene Arzneistoffe
Carbamazepin, Phenobarbital, Phenytoin, Primidon

13.5 Phenytoin und Folsäure

M

Folsäure kann in höheren Dosen die antiepileptische Wirkung von Phenytoin abschwächen

Mechanismus

Folsäure Steigerung des oxidativen Phenytoinmetabolismus in der Leber (Vorsicht bei Dosierung von > 1 mg Folsäure pro Tag)

Folgen

Phenytoin Phenytoinblutspiegel ↓, antiepileptische Wirkung ↓

Hinweis

- Unter der Therapie mit Phenytoin sollten möglichst keine Folsäuredosen > 1 mg pro Tag eingenommen werden.
- Folsäurehaltige Präparate sollten mit einem Abstand von etwa 2 Stunden zu Phenytoin eingenommen werden.
- Der Wirkspiegel von Phenytoin und Phenobarbital kann auch durch hohe Vitamin-B_6-Dosen (80–400 mg/d) abfallen.

Betroffene Arzneistoffe

Folsäure, Phenytoin

13.6 Valproinsäure und L-Carnitin

E

Iatrogener Carnitinmangel durch Valproinsäure

Mechanismus

Valproinsäure Renale Carnitinverluste durch erhöhte Exkretion von Valproyl-Carnitin-Estern, Beeinträchtigung des zellulären Carnitinstoffwechsels (z. B. 4-en-Valproinsäure)

Folgen

L-Carnitin Abfall der Plasmaspiegel an freiem Carnitin (< 30 µmol/l)
Leber Erhöhtes Risiko für valproinsäureinduzierte Leberschäden, hepatische Enzephalopathie mit Hyperammonämie und Störung der Carbamoylphosphat-Synthase I
Mögliche Symptome Kopfschmerzen, psychische Veränderungen, kognitive Störungen, Lethargie, Koma, Krämpfe, Muskelschwäche, Myalgien, Fatigue, Kardiomyopathie

Hinweis

- Unter der Therapie mit Valproinsäure (vor allem bei Kindern) empfiehlt sich die regelmäßige adjuvante Gabe von L-Carnitin als L-Carnitintartrat (25–100 mg/kg KG/d, p. o.).

Präparatebeispiele

aminoplus® Carnitin (Kps), Carnitin Support heliopharm (Kps), Acetyl-L-Carnitin 500 mg GPH (Kps), Carnipure 500 mg GPH (Kps), L-Carnipure 500 mg (Kta), Carnitin MSE (Kps), Pure encapsulations® L-Carnitin (Kps), Biocarn® (Lsg), Carniform® 550+ (Kps), Biogena L-CarniPur 500 (Kps)

Betroffene Arzneistoffe

Valproinsäure

14 Antihypertonika

14.1 Antihypertonika und Vitamin D

Eine Vitamin-D-Insuffizienz (25-OH-D < 30 ng/ml) ist ein unabhängiger Risikofaktor für Bluthochdruck, kardiovaskuläre und allgemeine Mortalität. Vitamin D senkt Studien zufolge moderat den systolischen und diastolischen Blutdruck bei Hypertonie.

Mechanismus

Vitamin D Endothel- und vasoprotektive Effekte: Steigerung der NO-Bioverfügbarkeit, Reduktion des oxidativen (z. B. ROS) und proinflammatorischen Gefäßstress (z. B. Zytokine wie TNF-α), Hemmung der schädlichen Wirkung von AGEs auf die Gefäße, 1,25-$(OH)_2$-Vitamin D ist ein negativer endokriner Regulator des Renin-Angiotensin-Systems und supprimiert die Renin-Expression, Parathormon-Supression (erhöhte PTH-Spiegel sind mit gesteigerter Kontraktilität des Herzmuskels, Anstieg des Blutdrucks, linksventrikulärer Hypertrophie sowie mit Calcifizierungen der Gefäße und des Myokards verbunden).

Folgen

Antihypertonika Durch alleinige Gaben von Vitamin D ist eine Blutdrucknormalisierung bei Hypertonie Schweregrad II oder III nach WHO Kriterien nicht zu erwarten, aber durch die labordiagnostisch kontrollierte Supplementierung von Vitamin D_3 sollte eine Verminderung der Dosierung anderer antihypertensiv wirkender Substanzen (z. B. Diuretika, ACE-Hemmer, Calciumantagonisten) angestrebt werden.

Hinweis

- Bei Bluthochdruck sollte der 25-OH-D-Status im Blutserum labordiagnostisch etwa 2× im Jahr kontrolliert werden und durch adäquate Vitamin-D-Supplementierung (40–60 IE Vitamin D pro kg KG pro Tag) normalisiert werden (→ Zielwert: 25-OH-D: 40–60 ng/ml).
- In der Praxis hat sich zum schnellen Ausgleich eines Vitamin-D-Mangels initial die hoch dosierte Einnahme von Vitamin D_3 bewährt. Dabei lässt sich mithilfe einer einfachen Formel, die das Körpergewicht miteinbezieht, die initiale Vitamin-D_3-Dosierung (VDI) einfach berechnen:
  Vitamin-D_3-Initialdosis (VDI) in IE = 40 × [Zielwert (nmol/l) – Ausgangswert (nmol/)] × kg Körpergewicht (KG).
  Beispiel: Zielwert = 150 nmol/l, Ausgangswert = 15 nmol/l, Körpergewicht = 75 kg Vitamin-D_3-Initialdosis = 40 × [150–15] × 75 = 405 000 IE Vitamin D_3. Die errechnete Vitamin-D_3-Initialdosis (VDI) sollte etwa auf 7–10 Tage verteilt werden (Bsp.: VDI = 405 000 IE → 10 Tage lang 40 000 IE Vitamin D täglich).

Präparatebeispiele

Pure encapsulations® Vitamin D3 liquid (Tro), Vitamin D3 Support fluid heliopharm (Tro), Vitagamma® D_3 2000 IE (Tbl), Vitamin D-loges® 5600 IE (Lta), Vitamin D3 MSE® intense 10 000 IE (Kps), Vitamin D Support 1000 IE (Tbl), Dekristol® 20 000 IE (Kps), Optimed® RR (Kps)

Betroffene Arzneistoffe

Benazepril, Enalapril, Hydrochlorothiazid, Indapamid, Lisinopril, Ramipril, Metoprolol, Bisoprolol, Valsartan, Candesartan, Nitrendipin, Amlodipin, Verapamil

14.2 Antihypertonika und Magnesium

Magnesium kann den Bedarf an Antihypertonika senken

Mechanismus

Magnesium Magnesiummangel (Serum: < 0,8 mmol/l) begünstigt die Entstehung von Bluthochdruck

Endothel- und vasoprotektive Effekte: Reduktion der erhöhten Calciumaktivität in der Gefäßwand (Calcium-Antagonist), Steigerung der NO-Bioverfügbarkeit, Vasodilatation, dosisproportionale Senkung des diastolischen und systolischen Blutdrucks, Reduktion des Pulsdrucks

Folgen

Antihypertonika Durch alleinige Gaben von Magnesium ist eine Blutdrucknormalisierung bei Hypertonie Schweregrad II oder III nach WHO Kriterien nicht zu erwarten, aber durch die konsequente Supplementierung von Magnesium sollte eine Verminderung der Dosierung anderer antihypertensiv wirkender Substanzen (z. B. Diuretika, ACE-Hemmer, Calciumantagonisten) angestrebt werden

Hinweis

- Der Referenzbereich für Magnesium im Serum liegt bei 0,8–1,2 mmol/l. Werte < 0,8 mmol/l weisen bereits auf eine unzureichende Versorgung mit Magnesium hin. Zur Objektivierung des Magnesiumstatus kann auch das freie ionisierte und biologisch aktive Magnesium gemessen werden (Normalwert: 0,53–0,67 mmol/l).
- Die Gesamttagesdosierung an Magnesium sollte wegen der besseren GIT-Verträglichkeit auf mehrere Einzelgaben verteilt werden (z. B. 3 × 100 mg Magnesium/Tag).
- Zur Unterstützung des Magnesium-Haushalts empfiehlt sich auch täglich ein Magnesiumreiches Mineralwasser (> 100 mg Magnesium pro Liter) zu trinken

Präparatebeispiele

magnerot® classic N (Tbl), Magnesium Support heliopharm (Kps), Magnesium Verla® 300 (Gra), Optimed® RR (Kps), Magnesium Diasporal® 400 (Gra), Magnesioform® 300 forte (Kps), Siebensalz® Magnesium (Kps), Pure encapsulations® Magnesium (Kps)

Betroffene Arzneistoffe

Benazepril, Enalapril, Hydrochlorothiazid, Indapamid, Lisinopril, Ramipril, Metoprolol, Bisoprolol, Valsartan, Candesartan, Nitrendipin, Amlodipin, Verapamil

14.3 Antihypertonika und Coenzym Q_{10}

Coenzym Q_{10} (Ubiquinol/Ubiquinon) kann den Bedarf an Antihypertonika senken

Mechanismus

Coenzym Q_{10} Endothel- und vasoprotektive Effekte: Senkung des diastolischen und systolischen Blutdrucks, Steigerung der NO-Bioverfügbarkeit, Reduktion des oxidativen und proinflammatorischen Gefäßstresses, Reduktion der erhöhten Calciumaktivität in der Gefäßwand

Folgen

Antihypertonika Durch alleinige Gaben von Coenzym Q_{10} ist eine Blutdrucknormalisierung bei Hypertonie Schweregrad II oder III nach WHO-Kriterien nicht zu erwarten, aber durch die konsequente Supplementierung von Ubiquinol oder Ubiquinon sollte eine Verminderung der Dosierung anderer antihypertensiv wirkender Substanzen (z. B. Diuretika, ACE-Hemmer, Calciumantagonisten) angestrebt werden

Hinweis

- Der Richtwert für therapeutisch wirksame Coenzym-Q_{10}-Blutspiegel in der adjuvanten Therapie kardiovaskulärer Erkrankungen, z. B. Bluthochdruck, dürfte bei ≥ 2,5 µg/ml liegen.
- Zum Erreichen derartiger vasoprotektiver Coenzym-Q_{10}-Spiegel im Blut ist die Supplementierung von ≥ 100–300 mg Coenzym Q_{10} täglich notwendig.

Präparatebeispiele

Optimed® RR (Kps), Quinomit® Q10 MSE (Kps), Coenzym Q10 Support (Kps), Quinomit Q10 fluid MSE (Tro), Pure encapsulations® CoQ10

120 mg (Kps), biogena® Coenzym Q10 active Gold Ubiquinol (Kps), Pure encapsulations® Ubiquinol-QH 50 mg (Kps)

Betroffene Arzneistoffe

Amlodipin, Benazepril, Bisoprolol, Candesartan, Enalapril, Hydrochlorothiazid, Indapamid, Lisinopril, Metoprolol, Nitrendipin, Ramipril, Valsartan, Verapamil

14.4 Antihypertonika und L-Arginin

L-Arginin kann den Bedarf an Antihypertonika senken

Mechanismus

L-Arginin Endothel- und vasoprotektive Effekte: Natürlicher Präkursor für NO, Vasodilatation, senkt systolischen und diastolischen Blutdruck, hemmt Gefäßcalcifizierung, wirkt Thrombozytenaggregation („Geldrollen-Bildung") entgegen, verdrängt ADMA an der endothelialen NO-Synthase

Folgen

Antihypertonika Durch alleinige Gaben von L-Arginin ist eine Blutdrucknormalisierung bei Hypertonie Schweregrad II oder III nach WHO Kriterien nicht zu erwarten, aber durch die konsequente Supplementierung sollte eine Verminderung der Dosierung anderer antihypertensiv wirkender Substanzen (z. B. Diuretika, ACE-Hemmer, Calciumantagonisten) angestrebt werden.

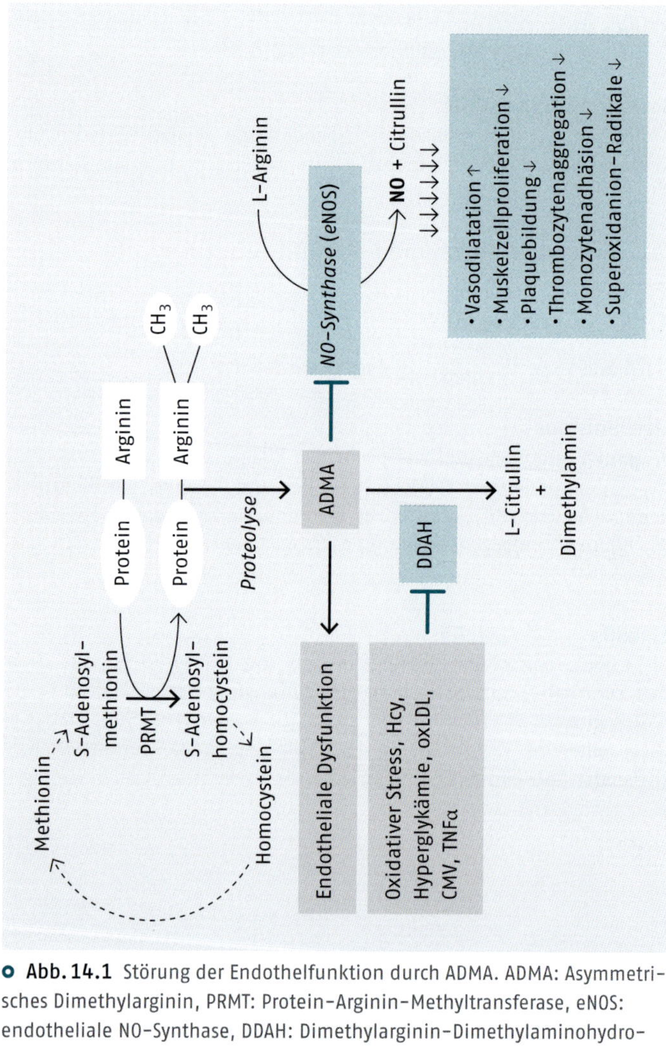

Abb. 14.1 Störung der Endothelfunktion durch ADMA. ADMA: Asymmetrisches Dimethylarginin, PRMT: Protein-Arginin-Methyltransferase, eNOS: endotheliale NO-Synthase, DDAH: Dimethylarginin-Dimethylaminohydrolase

Hinweis

- L-Arginin-Supplementierung ohne Dosisanpassung anderer Antihypertonika können zu einem ungewollt starken Abfall der Blutdruckwerte führen.
- Vor Supplementierung von L-Arginin sollte der Homocysteinspiegel im Plasma (normal: 5–9 µmol/l) und der ADMA-Spiegel (normal: 0,3–0,5 µmol/l) kontrolliert werden. ADMA ist ein kompetitiver Inhibitor der endothelialen NO-Synthase. Da oxidativer Stress neben erhöhten Homocysteinwerten auch das ADMA-Entgiftungsenzym hemmt, ist eine begleitende Gabe von Antioxidanzien (z. B. Vitamin C, Taurin) sinnvoll.
- L-Arginin sollte bei Bluthochdruck in einer Dosierung von mindestens 3 × 2 g pro Tag supplementiert werden.

Präparatebeispiele

Arginin plus Folsäure Quintessenz HP® (Kps), Telcor® Arginin plus (Tbl), aminoplus® cor (Gra), Arginin Support+ heliopharm (Kps) ProArgi-9 Plus (Gra), L-Arginin pure 1000 mg Viabiona (Tbl), Arginoform® 650+, Pure encapsulations® L-Arginin (Kps)

Betroffene Arzneistoffe

Benazepril, Enalapril, Hydrochlorothiazid, Indapamid, Lisinopril, Ramipril, Metoprolol, Bisoprolol, Valsartan, Candesartan, Nitrendipin, Amlodipin, Verapamil

14.5 ACE-Hemmer und Kalium

Gefahr der Hyperkaliämie bei unkontrollierter Selbstmedikation mit Kaliumpräparaten

Mechanismus

Kalium Additive Kaliumretention bei Einnahme von Kalium unter blutdrucksenkender Therapie mit ACE-Hemmern (Reduktion der renalen Kaliumausscheidung); ACE-Hemmer erniedrigen Aldosteronplasmaspiegel → Kaliumretention

Folgen

Risiko für Symptome Hyperkaliämie (Serumkaliumspiegel > 5,0 mmol/l), Bradykardien, Arrhythmien, Parästhesien an Händen und Füßen, Muskelschwäche (z. B. schwere Beine)

> **Hinweis**
> - Unter Therapie mit ACE-Hemmern ist unkontrollierte Einnahme hochdosierter Kaliumpräparate (> 500 mg/d) zu vermeiden.
> - Gegebenenfalls labordiagnostische Kontrolle und Korrektur der Serumelektrolyte.

Betroffene Arzneistoffe

Benazepril, Captopril, Enalapril, Kaliumcitrat, Kaliumchlorid, Lisinopril, Ramipril

14.6 ACE-Hemmer und Zink

Renale Zinkverluste durch Captopril und Enalapril

Mechanismus

Captopril Komplexierung von Zink durch Captopril (mit Sulfhydryl(SH)-Gruppe)

Enalapril Komplexierung von Zink durch Enalapril (mit -COOR-Gruppe)

Folgen

Zink Renale Ausscheidung ↑, Zinkkonzentration in Monozyten und Erythrozyten↓

Mögliche Symptome Verminderung/Verlust der Geschmacksempfindung, Appetitlosigkeit oder Exantheme

> **Hinweis**
>
> Aufgrund der höheren Affinität der SH-Gruppe ist die Komplexierungsneigung mit Zink von Captopril stärker ausgeprägt als die des Enalaprils. Unter einer Therapie mit Captopril oder Enalapril ist eine Supplementierung von Zink (z. B. 10 mg Zink/d, p. o.) empfehlenswert (v. a. bei Diabetikern).

Präparatebeispiele

Zinkorot® 25 (Tbl), Zink Support heliopharm (Kps), Zinkotase® (Fta), Orthodoc® Zink (Kps), Curazink® (Kps), Zinkamin-Falk® (Kps), Unizink® 50 (Tbl), Cefazink® 20 (Fta), Pure encapsulations® Zink (Kps), Zinkform® 15⁺ (Kps)

Betroffene Arzneistoffe

Captopril, Enalapril

14.7 Angiotensinrezeptorantagonisten und Kalium

Gefahr der Hyperkaliämie bei unkontrollierter Selbstmedikation mit Kaliumpräparaten 14

Mechanismus

Kalium Additive Kaliumretention bei Einnahme von Kalium unter blutdrucksenkender Therapie mit AT_1-Antagonisten (Reduktion der renalen Kaliumausscheidung); AT_1-Antagonisten erniedrigen Aldosteronplasmaspiegel → Kaliumretention

Folgen

Risiko für Symptome Hyperkaliämie (Serumkaliumspiegel > 5,0 mmol/l) Bradykardien, Arrhythmien, Parästhesien an Händen und Füßen, Muskelschwäche (z. B. schwere Beine)

Hinweis

- Unter Therapie mit AT_1-Antagonisten ist die unkontrollierte Einnahme hochdosierter Kaliumpräparate (> 500 mg/d) zu vermeiden.
- Gegebenenfalls labordiagnostische Kontrolle und Korrektur der Serumelektrolyte.

Betroffene Arzneistoffe

Candesartan, Irbesartan, Kaliumchlorid, Kaliumcitrat, Olmesartan, Telmisartan, Valsartan

14.8 Calciumantagonisten und Grapefruitsaft

Grapefruitsaft erhöht Blutspiegel von Calciumantagonisten

Mechanismus

Grapefruitsaft Inhaltsstoffe (z. B. Dihydroxy-Bergamottin, Naringenin) vermindern die bei der Resorption im Darm erfolgende Metabolisierung von Calciumantagonisten durch die Oxygenase CYP3A4 (Darmmucosa)

Folgen

Calciumantagonisten Anstieg der Blutspiegel (→ Blutdrucksenkung ↑), Nebenwirkungsrate ↑ (z. B. Schwindel)

Hinweis

- Unter einer Therapie mit Calciumantagonisten sollte auf regelmäßigen Konsum von Grapefruitsaft verzichtet werden.

Betroffene Arzneistoffe und Nahrungsmittel

Felodipin, Grapefruitsaft, Nifedipin, Nimodipin, Nisoldipin, Nitrendipin

14.9 (Di-)Hydralazinhaltige Antihypertonika und Vitamin B_6

Vitamin-B_6-Mangel durch (Di-)Hydralazin

Mechanismus

(Di-)Hydralazin Hydrazinophthalazine (Vitamin-B_6-Antagonisten) komplexieren Pyridoxal-5-Phosphat (→ Hydrazon)

Folgen

Vitamin B_6 Pyridoxal-5-Phosphat-Blutspiegel ↓, renale Exkretion ↑

Potenziell erhöhtes Risiko für Vitamin-B_6-Mangel (Symptome: Apathie, Müdigkeit, Schlafstörungen, Schwäche, periphere Neuritiden und Parästhesien, Taubheitsgefühl).

Hinweis

- Unter Therapie mit dihydralazin- oder hydralazinhaltigen Antihypertonika sollte auf einen guten Vitamin-B_6-Status (→ Labordiagnostik) geachtet werden.
- Gelegentlich auftretende Neuropathien sprechen in der Regel gut auf Vitamin-B_6-Gaben (z. B. 100 mg/d, p. o.) an.

Präparatebeispiele

milgamma® 100 (Tbl), Pure encapsulations® 5P50 E (Kps), Vitamin B_6-Hevert® (Tbl), Vitamin B_6 20 mg Jenapharm® (Tbl), B6-form 25 pyridoxin⁺ (Kps)

Betroffene Arzneistoffe

Dihydralazin, Dihydralazin plus HCT plus Reserpin, Hydralazin plus Atenolol plus Chlortalidon, Hydralazin plus Metoprolol plus HCT, Hydralazin plus Oxprenolol plus Chlortalidon

15 Antikoagulanzien

15.1 Vitamin-K-Antagonisten und Knochenstoffwechsel

M

Vitamin-K-Antagonisten (Phenprocoumon, Warfarin) stören den Knochenstoffwechsel

Mechanismus

Phenprocoumon/Warfarin Blockade des Vitamin-K-Zyklus (pharmakodynamischer Antagonismus)

Folgen

Vitamin K Vitamin-K-Mangel

Osteocalcin Aktivierung ↓ (→ γ-Carboxylierung durch Vitamin K: carboxyliertes Oc ↓)

Matrix-Gla-Protein (MGP) Aktivierung ↓ (→ γ-Carboxylierung durch Vitamin K: carboxyliertes MGP ↓)

Blut Anstieg des untercarboxylierten Osteocalcins (ucOc = Indikator für Knochenstoffwechselstörungen) und untercarboxylierten MGP (kardiovaskulärer Risikomarker)

Hinweis

- Unter Langzeittherapie mit Vitamin-K-Antagonisten können Störungen des Knochen-(Osteocalcin) und Gefäßstoffwechsels (Matrix-Gla-Protein) mit einem erhöhten Risiko für Frakturen und Gefäßcalcifizierungen nicht ausgeschlossen werden.
- Neben der regelmäßigen Osteoporose-Diagnostik (bildgebende und laborchemische Verfahren) ist die labordiagnostische Erfassung des Vitamin-K-Status und der Vitamin-K-abhängigen Proteine Osteocalcin und MGP empfehlenswert.

- In Studien führte bereits die minimale Dosis von 1 mg Warfarin täglich nach 7 Tagen zu einem Anstieg des ucOc um 170 %.
- Aufgrund des hohen Interaktionspotenzials von Vitamin K_1 und Vitamin K_2 dürfen Vitamin-K-haltige Präparate nur unter ärztlicher Kontrolle der Blutgerinnungswerte (z. B. INR) eingenommen werden.

Präparatebeispiele

D-Form® 2000 k2⁺ (Kps), K2-form 100 mk-7⁺ (Kps), aminoplus® osteo (Gra), Osteo-in-form® multi⁺ (Kps), Biogena Osteo Calcon Komplex Gold (Kps)

Betroffene Arzneistoffe

Phenprocoumon, Warfarin

15.2 Vitamin-K-Antagonisten und Vitamin K

Wirkungsabschwächung durch Vitamin K_1 oder Vitamin K_2 (z. B. MK-7)

Mechanismus

Vitamin K_1, Vitamin K_2 (MK-7) Abschwächung der Antikoagulanzienwirkung (pharmakodynamischer Antagonismus)

Folgen

Vitamin-K-Antagonisten Blutgerinnungshemmende Wirkung ↓
INR/Quick-Wert Erniedrigung/Erhöhung
Gerinnungszeit Verkürzte Gerinnungszeit, erhöhte Thrombose- bzw. Emboliegefahr

Die INR verhält sich umgekehrt proportional zum Quickwert, d. h. dass mit steigendem Quickwert (Thromboplastinzeit) die INR kleiner wird, die Gerinnungszeit sich verkürzt und die Thrombosegefährdung zunimmt.

Hinweis

- Unter Therapie mit Vitamin-K-Antagonisten muss Vitamin-K-reiche Kost (z. B. grünes Blattgemüse) nicht eingeschränkt werden, jedoch sollte die Nahrungszusammensetzung diesbezüglich weitgehend konstant sein.
- Engmaschige Überwachung und individuelle Anpassung der Gerinnungsparameter (Quick-Wert, INR-Wert) ist bei Einnahme Vitamin-K-haltiger Supplemente (z. B. > 200 µg/d) durch den Arzt erforderlich.
- In Dosis-Wirkungs-Studien an gesunden Probanden, die mit dem Cumarinderivat Acenocoumarol auf einen INR von 2,0 eingestellt waren und über 7 Wochen lang täglich ansteigende Dosen von 50–500 µg Vitamin K_1 erhielten, wurde als Schwellenwert eine tägliche Dosis 150 µg Vitamin K_1 ermittelt, bei der noch eine Erniedrigung des INR-Werts nachweisbar war. Als sicher im Hinblick auf gesundheitlich unerwünschte Wechselwirkungen mit diesem blutgerinnungshemmenden Medikament wurde eine Menge von 100 µg Vitamin K_1 pro Tag angesehen.
- Wichtig: Von den verschiedenen K-Vitameren sind als Nahrungsergänzungsmittel vor allem Vitamin K_1 und Menaquinon-7 (MK-7) interessant. Dabei weist das aus Natto gewonnene MK-7 einige physikochemische Vorteile gegenüber dem Vitamin K_1 auf. MK-7 ist aufgrund seiner Molekülstruktur lipophiler und besitzt im Vergleich zu Vitamin K_1 eine deutlich längere Halbwertszeit (HWZ: 3 Tage). Bei regelmäßiger Zufuhr von MK-7 resultieren daher nicht nur stabilere, sondern auch etwa 7–8-fach höhere Blutspiegel. MK-7 ist daher auch effizienter in der Carboxylierung extrahepatischer (z. B. Osteocalcin) und hepatischer Proteine (z. B. Prothrombin).
- Aufgrund der höheren Bioverfügbarkeit von MK-7 ist auch das Risiko für Interaktionen mit Vitamin-K-Antagonisten deutlich höher als bei 15

Vitamin K_1. Während man in Studien eine Senkung des INR-Werts (INR-Senkung von 2 auf 1,5) bei Einnahme von Vitamin K_1 > 300 µg täglich beobachten konnte, trat diese bei MK-7 bereits bei > 100 µg auf. Aktuelle Dosis-Findungs-Studien der Universität Maastricht, die den Einfluss von 10 µg, 20 µg und 45 µg MK-7 pro Tag auf die gerinnungshemmenden Eigenschaften von Vitamin-K-Antagonisten untersucht haben zeigen, dass sogar bereits unter der täglichen Supplementierung von 10 µg MK-7 mit einer signifikanten Störung der Blutgerinnungseinstellung gerechnet werden muss.

Betroffene Arzneistoffe

Phenprocoumon, Vitamin K, Warfarin

15.3 Vitamin-K-Antagonisten und Coenzym Q_{10}

Coenzym Q_{10} kann in hoher Dosierung mit antikoagulatorischer Wirkung interferieren (→ Coenzym Q_{10} ~ Vitamin-K-Agonist)

Mechanismus

Coenzym Q_{10} Strukturelle Analogie zu Menaquinonen (Vitamin K_2): Vitamin-K-artige Wirkung

Folgen

INR/Quick-Wert Erniedrigung/Erhöhung theoretisch möglich

Hinweis

- Unter einer Therapie mit Vitamin-K-Antagonisten (z. B. Warfarin) sollte unter der Begleitmedikation mit Coenzym Q_{10} der INR-Wert kontrolliert werden (INR 2,5–3,5 = Quick 28–20 %).
- In Einzelfallberichten wird bei gleichzeitiger Einnahme von Coenzym Q_{10} über eine signifikant verminderte Wirkung von Warfarin berichtet. Bei den Betroffenen sank der INR-Wert unter den therapeutischen Bereich und normalisierte sich nach Absetzen des Coenzyms Q_{10} wieder. In einer aktuellen klinischen Studie konnte allerdings keine Beeinträchtigung der Warfarinwirkung (INR-Wert) durch die Supplementierung von täglich 100 mg Coenzym Q_{10} beobachtet werden.

Betroffene Arzneistoffe

Coenzym Q_{10}, Phenprocoumon, Warfarin

15.4 Vitamin-K-Antagonisten und Vitamin E

M

Erhöhung des Blutungsrisikos durch Vitamin E (→ Vitamin E ~ Vitamin-K-Antagonist)

Mechanismus

Vitamin E Hemmung der Vitamin-K-Carboxylase (→ additive antagonistische Wirkung), Hemmung der Thrombozytenaggregation, Potenzierung der Antikoagulanzienwirkung in pharmakologischer Dosierung (z. B. 500 IE Vitamin E täglich)

Folgen

Vitamin K Relativer Vitamin-K-Mangel

Blutungszeit Verlängerung (→ Erhöhung des Blutungsrisikos, z. B. Zahnfleischbluten)

INR/Quick-Wert Erhöhung/Erniedrigung möglich

Hinweis

- Eine Supplementierung von Vitamin E in höheren Dosierungen (auch Vitamin A) kann grundsätzlich bei vorliegendem Vitamin-K-Mangel oder bei Therapie mit Vitamin-K-Antagonisten mit einem erhöhten Blutungsrisiko assoziiert sein.
- Die Gerinnungsparameter (z. B. Prothrombinzeit) sollten unter Medikation mit Vitamin-K-Antagonisten (z. B. Phenprocoumon) oder Thrombozytenaggregationshemmern (z. B. ASS) bei gleichzeitiger Einnahme von Vitamin-E-Präparaten engmaschig kontrolliert werden.

Betroffene Arzneistoffe

Phenprocoumon, Vitamin E, Warfarin

15.5 Vitamin-K-Antagonisten und Omega-3-Fettsäuren

Erhöhung des Blutungsrisikos durch Omega-3-Fettsäuren (EPA, DHA) in hoher Dosierung (z. B. 1000 mg/d)

Mechanismus

EPA, DHA Additive antikoagulatorische Wirkung: Fibrinogen ↓, Thromboxan A_2 ↓, Thrombozytenaggregation ↓

Folgen

Antikoagulanzien Verstärkung der koagulationshemmenden Wirkung
Blutungszeit Verlängerung
INR/Quick-Wert Erhöhung/Erniedrigung möglich

Hinweis

- Die Gerinnungsparameter (z. B. Prothrombinzeit, INR) sollten unter Medikation mit Antikoagulanzien (z. B. Warfarin) und gleichzeitiger Supplementierung von Omega-3-Fettsäuren (EPA, DHA) in hoher Dosierung (≥ 1000 mg EPA/DHA pro Tag) engmaschig kontrolliert werden.
- Die Dosierung der Antikoagulanzien sollte entsprechend der Einnahme von Omega-3-Fettsäuren (EPA, DHA) angepasst werden.

Betroffene Arzneistoffe

Omega-3-Fettsäuren, Phenprocoumon, Warfarin

15.6 Heparine und Knochenstoffwechsel

Langfristige Applikation von Heparinoiden steigert das Risiko für sekundäre Osteoporose

Mechanismus

Heparine Parathormonspiegel ↑, Knochenresorption ↑, Osteoblasten-Proliferation ↓, Stimulierung der Osteoklastenaktivität

Folgen

Erhöhtes Risiko für Spontanfrakturen und heparininduzierte Osteoporose

Hinweis

- Die langfristige Applikation von unfraktioniertem Heparin ist mit einer erhöhten Osteoporose- und Frakturrate verbunden. Ob niedermolekulare Heparine weniger schädlich wirken ist nicht hinreichend geklärt.

- Eine Überwachung der Knochendichte und labordiagnostische Objektivierung des Status knochenspezifischer Mikronährstoffe (z. B. Vitamin D, Calcium) ist empfehlenswert.
- Unter Langzeittherapie mit Heparinen sollte auf gute Versorgung mit knochenwirksamen Mikronährstoffen wie Vitamin D_3 (z. B. 40–60 IE Vitamin D_3 pro kg KG pro Tag), Bor (z. B. 6 mg/d), Calcium (z. B. 1000 mg/d) und Magnesium (z. B. 300 mg/d) geachtet werden.

Präparatebeispiele

Vitamin D3 Support fluid heliopharm (Tro), Vitagamma® D_3 2000 IE (Tbl), Vitamin D-loges® 5600 IE (Lta), Vitamin D3 MSE® intense 10 000 IE (Kps), Dekristol® 20 000 IE (Kps), Calcium-Sandoz fortissimum 1000 mg (Bta)

Betroffene Arzneistoffe

Certoparin, Dalteparin, Enoxaparin, Heparin, Nadroparin, Reviparin, Tinzaparin

16 Antirheumatika und Antiphlogistika (NSAID)

16.1 Methotrexat und Folsäure

Folsäuremangel und Hyperhomocysteinämie durch Methotrexat

Mechanismus

Methotrexat Folsäure-Antagonist, Hemmung der Tetrahydrofolat-Reduktase

Folgen

Folsäure Risiko für Folsäuremangel (Serum-Folat < 3,5 ng/ml, Erythrozyten-Folat < 250 ng/ml)
GIT/Schleimhäute Risiko für gastrointestinale Störungen (z. B. Übelkeit), Schleimhautschäden (z. B. schmerzhafte, ulzerierende Stomatitis, Mukositis)
Blutbild Störungen der Erythropoese (Anämie), Leukozytopenie, Thrombozytopenie
Homocystein Milde Hyperhomocysteinämie (Hcy-Plasmaspiegel: ≥ 10 µmol/l)

Hinweis

- Unter MTX-Therapie der rheumatoiden Arthritis sollte zur Verbesserung der Verträglichkeit eine adjuvante Supplementierung von Folsäure (1 mg/Tag oder 5 mg 2–3-mal pro Woche, z. B. je 5 mg an den Tagen 1, 3 und 5 nach der MTX-Einnahme, p. o.) in Kombination mit Vitamin B_6 und Vitamin B_{12} erfolgen.
- Der Folsäurestatus und die Homocysteinwerte sollten regelmäßig labordiagnostisch objektiviert werden.

Präparatebeispiele

Folgamma® (Tbl), Folgamma® Mono 5 (Tbl), Folsan® 5 mg (Tbl), Folverlan® 5 mg (Tbl), Medyn® forte

Betroffene Arzneistoffe

Methotrexat

16.2 NSAID und Vitamin E

Adjuvante Wirksamkeit von Vitamin E mit NSAID (z. B. Diclofenac)

Mechanismus

Vitamin E Antiinflammatorische und antioxidative Wirkungen, Modulation der Eicosanoidsynthese

Folgen

Synergismus zwischen Vitamin E und NSAID (z. B. Diclofenac)

Hinweis

- Vitamin E unterstützt die antiinflammatorische Wirksamkeit und verringert die gastrointestinale Nebenwirkungsrate der NSAID.
- Unter Therapie mit NSAID (z. B. Diclofenac) empfiehlt sich die Einnahme von Vitamin E (z. B. 500 IE/Tag) zusammen mit anderen Antioxidanzien, wie Selen und Vitamin C.
- Bei Patienten mit rheumatoider Arthritis konnte man in aktuellen Studien immer wieder einen reduzierten Gehalt an Antioxidanzien wie Vitamin E in den betroffen Gelenken nachweisen. Der Vitamin-E-Gehalt gilt sogar als prognostischer Faktor für die Aktivität und Schwere der Erkrankung. Der Selenstatus sollte anhand des Vollblutspiegels (Zielwert: 130–155 µg/l) kontrolliert und entsprechend normalisiert werden.

- In den entzündeten Gelenken besteht eine vermehrte Belastung mit reaktiven Sauerstoffspezies die über Entzündungsfaktoren die entzündlichen degenerativen Prozesse weiter anfachen. Antioxidanzien wie Vitamin E, Vitamin C und die Spurenelemente Selen (GSH-Px), Zink, Mangan und Kupfer (SOD) wirken den knorpelzerstörenden oxidativen Prozessen entgegen und können bei Arthrose helfen Rheumamittel einzusparen.

Präparatebeispiele

Evina® (200 mg Vit. E/500 mg Vit. C, Kps), Optovit® fortissimum 500 (Kps), Mowivit® Vitamin E 600 (Kps), Mowivit® Vitamin E 1000 (Kps), Vitazell® E 600

Betroffene Arzneistoffe

Acemetacin, Diclofenac, Ibuprofen, Indometacin, Piroxicam

16.3 Antirheumatika und Omega-3-Fettsäuren

Einsparung von Antirheumatika (z. B. NSAID) durch adjuvante Gabe von Omega-3-Fettsäuren (EPA, DHA)

Mechanismus

EPA, DHA Additive antiinflammatorische Wirkung (→ Synthese proinflammatorischer Eicosanoide und Zytokine ↓)

Folgen

Antirheumatika Verringerte(r) Bedarf und gastrointestinale Nebenwirkungsrate durch Omega-3-Fettsäuren (EPA, DHA)

Hinweis

- Unter einer Therapie mit Antirheumatika (z. B. MTX, Diclofenac) empfiehlt sich die regelmäßige Einnahme von Omega-3-Fettsäuren (z. B. 35–45 mg EPA/kg/KG pro Tag) in Form von Fischölkapseln in Kombination mit Antioxidanzien (z. B. Vitamin C, E, Selen und Zink).
- Eine lacto-vegetabile, arachidonsäurearme Kost (< 80 mg ARA/Tag) unterstützt generell eine antirheumatische Therapie.
- Aufgrund des erhöhten Risikos für Knochenfrakturen durch die Erkrankung und Medikation (z. B. Corticoide) muss der 25-OH-D-Status labordiagnostisch überprüft (Zielwert: 40–60 ng/ml) und entsprechend kompensiert (40–60 IE Vitamin D pro kg KG/d, p. o.) werden. In Studien korreliert die Krankheitsaktivität zum Teil invers mit dem 25-OH-D-Spiegel.

Präparatebeispiele

Eicosamax® Liquid (Lsg), San Omega 3 Total (Lsg), EnzOmega® 700 MSE (Kps), Pur 3 (Kps), MorEPA smart fats (Kps), Pure encapsulations® EPA/DHA essentials (Kps), omega3-loges® (Kps), Biogena Omega-3 forte (Kps), Omegaform® 375 epa-konzentrat+ (Kps), MorEPA® (Kps)

Betroffene Arzneistoffe

Diclofenac, Ibuprofen, Indometacin, Methotrexat, Piroxicam

16.4 NSAID und Kalium

E

Erhöhung der Kaliumserumspiegel durch NSAID (z. B. Indometacin)

Mechanismus

NSAID Beeinträchtigung der Nierenfunktion durch nichtsteroidale Antiphlogistika, wie Indometacin (→ additive Kaliumretention)

Folgen

Kalium Erhöhung des Serumkaliumspiegels (→ Risiko für Hyperkaliämie)

> **Hinweis**
> - Eine Selbstmedikation mit kaliumhaltigen Elektrolyt- oder Vitaminpräparaten sollte unter einer Therapie mit NSAID unterbleiben.
> - NSAID können die Nierenfunktion beeinträchtigen (Indometacin um bis zu 50 %) und die Entwicklung einer Hyperkaliämie begünstigen.

Betroffene Arzneistoffe

Acemetacin, Diclofenac, Indometacin, Ibuprofen, Kalium, Piroxicam

16.5 Sulfasalazin und Folsäure

Sulfasalazin vermindert die Folsäureresorption

Mechanismus

Sulfasalazin Hemmung der Folsäureresorption (→ Folsäurekonjugase) Chronisch-entzündliche Darmerkrankungen sind häufig mit einer Folsäuremalabsorption assoziiert.

Folgen

Folsäure Risiko für Folsäuremangel (Serum-Folat < 3,5 ng/ml, Erythrozyten-Folat < 250 ng/ml)
Blutbild Störungen der Erythropoese (Anämie), hypersegmentierte neutrophile Granulozyten
GIT Schleimhautveränderungen (z. B. Durchfallneigung ↑)
Homocystein Milde Hyperhomocysteinämie (Hcy-Plasmaspiegel: ≥ 10 µmol/l)

Hinweis

- Unter Langzeitmedikation mit Sulfasalazin empfiehlt sich die regelmäßige Einnahme eines Folsäurepräparats (z. B. 0,4 mg Folsäure auch als 5-Methyl-THF, p. o. oder 3-monatlich i. m.) in Kombination mit Vitamin B_6 und B_{12}.
- Bei chronisch-entzündlichen Darmerkrankungen sollte regelmäßig der Status an essenziellen Mikronährstoffen wie Folsäure, Selen, Vitamin B_{12}, Eisen und Vitamin D kontrolliert werden.
- Der 25-OH-D-Status sollte labordiagnostisch überprüft (Zielwert: 40–60 ng/ml) und entsprechend kompensiert (40–60 IE Vitamin D pro kg KG/d, p. o.) werden. In aktuellen Studien an Patienten mit CED hat die Supplementierung von Vitamin D (z. B. 5000 IE/Tag) die Krankheitsaktivität im GIT deutlich verringert. Auch der Selenstatus sollte anhand des Vollblutspiegels (Zielwert: 130–155 µg/l) kontrolliert und entsprechend normalisiert werden.

Präparatebeispiele

Folgamma® (Tbl), B12 direct plus heliopharm (Lta), Pure encapsulations® B12 Folate E (Kps), vaso-loges® S (Tbl), Medyn® forte (Kps), Folgamma® forte (Amp), Medivitan® (Amp), Folsäure-Hevert®(Amp)

Betroffene Arzneistoffe

Sulfasalazin

16.6 NSAID und Glucosaminsulfat (GS)

Adjuvante Wirksamkeit von Glucosaminsulfat mit NSAID

Mechanismus

Glucosaminsulfat Knorpelregenerierende, entzündungshemmende und schmerzlindernde Eigenschaften

Folgen

NSAID Bedarf und gastrointestinale Nebenwirkungsrate ↓

Hinweis

- Glucosaminsulfat (Intervalltherapie: 1500 g GS/d, für 8–10 Wo., dann 2 Wo. Einnahmepause) kann den Bedarf an Schmerzmitteln verringern. In der Praxis hat sich eine Kombination von verschiedenen Chondroprotektiva wie Glucosaminsulfat (GS), Chondroitinsulfat (CS) und Methylsulfonylmethan (MSM) bewährt.
- In Schmerzstudien mit Ibuprofen oder Diclofenac als Vergleichssubstanzen war GS (auch Chondroitinsulfat) ähnlich gut wirksam bei besserer Verträglichkeit.

Präparatebeispiele

Orthoexpert Gelenknahrung pro Hyaluron (Gra), aminoplus® Gelenk (Gra), Arthro Support heliopharm (Kps), arthromobil Quintessenz HP® (Kps), Biogena Arthro Formula® 4 Gold (Kps), Dona® 250 (Tbl), orthomol® arthroplus (Gra), Arthro-in-form essenz (Kps), Pure encapsulations® Glucosamin + Chondroitin MSM (Kps), Sana-Pro compact liquid arthro (Tfl)

Betroffene Arzneistoffe

Acemetacin, Diclofenac, Ibuprofen, Indometacin, Piroxicam

17 Corticosteroide

17.1 Glucocorticoide und Vitamin D

Glucocorticoide erhöhen den Vitamin-D-Bedarf und steigern Risiko für Frakturen

Mechanismus

Glucocorticoide Anti-Vitamin-D-Wirkung: Hemmung der intestinalen Calciumabsorption, Erhöhung der renalen Calciumexkretion; Aktivierung des Pregnan-X-Rezeptors (z. B. Dexamethason) und enzymatischer Abbau von 25-OH-D und 1,25$(OH)_2$D, gesteigerte Aktivität der Osteoklasten: Knochenabbau ↑; Hemmung der Osteoblastogenese: Knochenneuaufbau ↓

Folgen

Vitamin D Abfall der 25-OH-D-Serumspiegel < 32 ng/ml bzw. < 80 nmol/l, Vitamin-D-Mangel (25-OH-D < 20 ng/ml)

Calcium Calciumresorption und -utilisation ↓

Parathormon Parathormonspiegel ↑ (→ sekundärer Hyperparathyreoidismus, Osteolyse)

Knochen Knochenabbau ↑, Knochendichte ↓, Bruchmechanik ↓, vorzeitige Knochenalterung, Risiko für corticoidinduzierte/-assoziierte Osteoporose ↑

Hinweis

- Unter systemischer Glucocorticoidtherapie (Dauer: ≥ 3 Monate) muss der 25-OH-D-Status labordiagnostisch überprüft (Zielwert: 40–60 ng/ml) und entsprechend kompensiert (50–60 IE Vitamin D pro kg KG/d, p. o.) werden. Eine optimale Calciumresorption und ossäre Calciumutilisation ist erst ab 25-OH-D-Spiegeln von ≥ 32 ng/ml bzw. ≥ 80 nmol/l zu erwarten.

- In der Praxis hat sich zum schnellen Ausgleich eines Vitamin-D-Mangels initial die hoch dosierte Einnahme von Vitamin D_3 bewährt. Dabei lässt sich mithilfe einer einfachen Formel, die das Körpergewicht miteinbezieht, die initiale Vitamin-D_3-Dosierung (VDI) einfach berechnen:
  Vitamin-D_3-Initialdosis (VDI) in IE = 40 × [Zielwert (nmol/l) – Ausgangswert (nmol/)] × kg Körpergewicht (KG).
  Beispiel: Zielwert = 150 nmol/l, Ausgangswert = 15 nmol/l, Körpergewicht = 75 kg Vitamin-D_3-Initialdosis = 40 × [150–15] × 75 = 405 000 IE Vitamin D_3. Die errechnete Vitamin-D_3-Initialdosis (VDI) sollte etwa auf 7–10 Tage verteilt werden (Bsp.: VDI = 405 000 IE → 10 Tage lang 40 000 IE Vitamin D täglich).
- Bei Störungen des Vitamin-D_3-Metabolismus durch Beeinträchtigung der 1α-Hydroxylierung (z. B. Niereninsuffizienz) wird unter ärztlicher Kontrolle Alfacalcidol (1-OH-D_3) oder Calcitriol (1,25-$(OH)_2$-D) empfohlen. Experimentelle Studien zeigen, dass TNF-α die renale 1α-Hydroxylase inhibieren und die Umwandlung des Vitamin D zum Calcitriol beeinträchtigen kann.
- Unter Glucocorticoidtherapie sollte alle 6–12 Monate eine Knochendichtemessung (Dual X-ray Absorptiometry, DXA) erfolgen.

Präparatebeispiele

Vitamin D3 Support fluid heliopharm (Tro), Pure encapsulations® Vitamin D3 liquid (Tro), Vitagamma® D_3 2000 IE (Tbl), Vitamin D-loges® 5600 IE (Lta), Vitamin D3 MSE® intense 10 000 IE (Kps), Vitamin D Support 1000 IE (Tbl), Dekristol® 20 000 IE (Kps)

Betroffene Arzneistoffe

Dexamethason, Methylprednisolon, Prednisolon, Prednison, Triamcinolon

17.2 Glucocorticoide und Vitamin K

Vitamin K wirkt Störungen des Knochenstoffwechsels durch Cortiosteroide entgegen

Mechanismus

Vitamin K_1 und K_2 (z. B. MK-7) Durch Vitamin K carboxyliertes Osteocalcin (cOc) bindet im Knochengewebe Calcium, welches mithilfe der Osteoblasten in das Hydroxylapatit des Knochens eingebaut wird. $1{,}25(OH)_2D$ steigert die Synthese des untercarboxylierten Osteocalcins.

Folgen

Glucocorticoide Vitamin K verbessert die ossäre Calciumverwertung und wirkt Störungen des Knochenstoffwechsels durch Corticosteroide entgegen

Hinweis

- Ein Hinweis auf einen erhöhten Vitamin-K-Bedarf lässt sich mithilfe der labormedizinischen Kontrolle des Osteocalcins erfassen. Eine geringe diätetische Vitamin-K-Zufuhr und eine hoher Anteil an untercarboxyliertem Osteocalcin (ucOc) sind eigenständige Risikofaktoren für Hüftgelenkfrakturen.
- In einer Metaanalyse von 13 randomisierten kontrollierten Studien wurde der Einfluss einer Supplementierung von Vitamin K als Vitamin K_1 (1–10 mg pro Tag) oder Vitamin K_2 (15–45 mg MK-4 pro Tag) auf die Frakturrate und die Knochendichte untersucht. Dabei konnte gezeigt werden, dass insbesondere Vitamin K_2 als MK-4 im Vergleich zu Placebo das Risiko für Wirbelfrakturen um 60 % (OR: 0,40; 95 % CI, 0,25–0,65), für Hüftfrakturen um 77 % (OR: 0,23; (95 % CI, 0,12–0,47) und für nicht vertebrale Frakturen um 81 % senkt (OR: 0,19; 95 % CI, 0,15–0,35).

- In einer aktuellen dreijährigen placebokontrollierten Studie an 244 gesunden postmenopausalen Frauen führte die tägliche Supplementierung von 180 µg Vitamin K_2 als MK-7 zu einer signifikanten Verbesserung der Knochendichte sowie der Knochengesundheit und der Knochenstärke. Der Quotient aus ucOc/cOc diente als Marker für den Vitamin-K-Status und wurde durch MK-7 deutlich verbessert.
- Aufgrund der höheren Bioverfügbarkeit von MK-7 und der effizienteren Carboxylierung extrahepatischer (z. B. Osteocalcin) und hepatischer Proteine (z. B. Prothrombin) kann die Supplementierung von täglich 2–4 µg MK-7 pro kg KG empfohlen werden.

Präparatebeispiele

K2-form 100 mk-7⁺ (Kps), Biogena Vitamin K_2 100 (Kps), D-Form® 2000 k2⁺ (Kps), aminoplus® osteo (Gra), Osteo-in-form® multi⁺ (Kps), Biogena Osteo Calcon Komplex Gold (Kps), orthomol® osteo (Gra)

Betroffene Arzneistoffe

Dexamethason, Methylprednisolon, Prednisolon, Prednison, Triamcinolon

17.3 Glucocorticoide und Calcium

Risiko für glucocorticoidinduzierte/-assoziierte Osteoporose

Mechanismus

Glucocorticoide Gesteigerte Aktivität der Osteoklasten (durch Expression von RANK-L ↑, Osteoprotegerin-Produktion ↓): Knochenabbau ↑; Hemmung der Osteoblastogenese im Knochenmark (verfrühte Apoptose der Osteoblasten): Knochenneuaufbau ↓; Anti-Vitamin-D-Wirkung: Hemmung der intestinalen Calciumabsorption, Erhöhung der renalen Calciumexkretion

Die erhöhte Bildung proinflammatorischer Zytokine (z. B. TNF-α) bei entzündlichen Erkrankungen stimuliert zusätzlich die Osteoklastenaktivität (→ Knochenabbau).

Folgen

Calcium Calciumserumspiegel ↓

Parathormon Parathormonspiegel ↑ (→ sekundärer Hyperparathyreoidismus, Osteolyse)

Knochen Knochenabbau ↑, Knochendichte ↓, Bruchmechanik ↓, vorzeitige Knochenalterung, Risiko für corticoidinduzierte/-assoziierte Osteoporose ↑

Selbst unter niedrigen Tagesdosen < 2,5 mg Prednisolonäquivalent ist das relative Risiko für Wirbelkörperfrakturen bereits um den Faktor 1,55 erhöht. Unter Dosen von 2,5–7,5 mg steigt es auf mehr als das Doppelte an und über 7,5 mg verfünffacht es sich!

Hinweis

- Auf eine regelmäßige Calciumzufuhr (z. B. 2 × 500 mg/d, p. o.) oder calciumreiche Ernährung ist zu achten sowie eine ausreichende Zufuhr mit weiteren knochenwirksamen Mikronährstoffen wie Vitamin D, Vitamin K_2 (z. B. MK-7), Zink, Bor und Magnesium.
- Unter systemischer Glucocorticoidtherapie (Dauer: ≥ 3 Monate) muss der 25-OH-D-Status labordiagnostisch überprüft (Zielwert: 40–60 ng/ml) und entsprechend kompensiert (40–60 IE Vitamin D pro kg KG/d, p. o.) werden. Eine optimale Calciumresorption und ossäre Calciumutilisation ist erst ab 25-OH-D-Spiegeln von ≥ 32 ng/ml bzw. ≥ 80 nmol/l zu erwarten.
- Bei Glucocorticoidtherapie sollte alle 6–12 Monate eine Knochendichtemessung (Dual X-ray Absorptiometry, DXA) erfolgen.
- Glucocorticoide interferieren auch mit dem Haushalt von Magnesium, Zink und Vitamin C.

Präparatebeispiele

Calcium Sandoz® forte/-fortissimum (Bta), aminoplus® osteo (Gra), Calciumcitrat von Viabiona (Tbl), Pure encapsulations® Calciumcitrat (Kps), Calcitrat®, Nicapur® Calcium 300 D, Biogena Coralicea®, Calcioform 400 d/K2+ (Kps), orthomol® osteo (Gra)

Betroffene Arzneistoffe

Dexamethason, Methylprednisolon, Prednisolon, Prednison, Triamcinolon

17.4 Glucocorticoide und Omega-3-Fettsäuren

S

Omega-3-Fettsäuren (EPA, DHA) können Glucocorticoidbedarf verringern

Mechanismus

EPA, DHA Additive antiinflammatorische Wirkung (→ Synthese proinflammatorischer Eicosanoide und Zytokine ↓)

Folgen

Glucocorticoide Verringerte(r) Bedarf und Nebenwirkungsrate durch adjuvante Gabe von Omega-3-Fettsäuren (EPA, DHA)

Hinweis

- Die adjuvante Gabe von Omega-3-Fettsäuren (35–45 mg EPA/DHA pro kg KG/d, p. o.) in Kombination mit einer lactovegetabilen, arachidonsäurearmen Kost (< 80 mg ARA/d) und Antioxidanzien wie Vitamin E und Selen kann den therapeutischen Bedarf an Glucocorticoiden signifikant reduzieren.

Präparatebeispiele

Eicosamax® Liquid (Lsg), San Omega 3 Total (Lsg), EnzOmega® 700 MSE (Kps), Pur 3 (Kps), MorEPA smart fats (Kps), Pure encapsulations® EPA/DHA essentials (Kps), omega3-loges® (Kps), Biogena Omega-3 forte (Kps), Omegaform® 375 epa-konzentrat^{+} (Kps)

Betroffene Arzneistoffe

Dexamethason, Methylprednisolon, Prednisolon, Prednison, Triamcinolon

17.5 Glucocorticoide und Vitamin C

Glucocorticoide können den Vitamin-C-Status beeinträchtigen

Mechanismus

Glucocorticoide Moderate Erhöhung der renalen Vitamin-C-Exkretion, Störung zellulärer Transportmechanismen von Vitamin C

Folgen

Vitamin C Abfall der Vitamin-C-Plasmaspiegel (< 70 µmol/l), erhöhter Vitamin-C-Bedarf möglich

Hinweis

- Unter systemischer Glucocorticoidtherapie (Dauer: ≥ 3 Monate) ist eine begleitende Supplementierung von Vitamin C (z. B. 200–500 mg/d, p. o.) zusammen mit anderen Antioxidanzien wie Vitamin E, Selen und Zink empfehlenswert.

Präparatebeispiele

Ester C Complex I heliopharm (Kps), Pure encapsulations® Vitamin C 400 gepuffert (Kps), Vitamin C 1000 Wörwag® (Tbl), aminoplus® Antiox

(Kps), Orthodoc® Vitamin C 1000 (Kps), C-form® 500 retard⁺, Vitamin C MSE® matrix (Tbl), Antiox Verla® plus (Kps)

Betroffene Arzneistoffe

Dexamethason, Fluocortolon, Prednisolon, Prednison, Triamcinolon

18 Diuretika

18.1 Thiaziddiuretika und Magnesium/Kalium

Thiaziddiuretika erhöhen das Risiko für eine Hypomagnesiämie und/ oder Hypokaliämie

Mechanismus

Thiazide Renale Magnesium und Kaliumverluste

Im Gegensatz zu Magnesium und Kalium nimmt die renale Calciumexkretion unter Thiaziden nicht zu, sondern ab (→ Risiko für Hypercalcämie)!

Folgen

Serumelektrolyte Magnesium-Serumspiegel ↓ (Mangel: < 0,8 mmol/l), Hypokaliämie (< 3,5 mmol/l)
Magnesiummangel Tyrosinkinase-Aktivität des Insulinrezeptors und Signalweiterleitung auf Postrezeptorebene ↓ → Insulinsensitivität↓, Risiko für Dyslipoproteinämie↑ (Magnesium = natürliches Antidiabetikum)
Mangelsymptome Wadenkrämpfe, Muskelschwäche/-zuckungen, Obstipation, Begünstigung von Arrhythmien, Störungen der Glucosetoleranz und des Lipidstoffwechsels (z. B. Triglyceridämie)

Hinweis

- Unter Therapie mit Thiaziddiuretika sollten die Serumelektrolyte, vor allem der Magnesiumspiegel, regelmäßig kontrolliert werden. Ein Magnesiumserumspiegel ≤ 0,8 mmol/l zeigt bereits einen erhöhten Magnesiumbedarf an.
- Grundsätzlich empfiehlt sich die regelmäßige und konsequente Supplementierung von Magnesium (200–400 mg Magnesium tgl., z. B. als Citrat, Orotat). Der Kaliumhaushalt kann auch durch reichlich pflanzliche Lebensmittel (z. B. Kartoffeln, Feldsalat, Bananen) verbessert werden.
- Magnesiummangel führt zu sekundären Elektrolytveränderungen (z. B. intrazelluläres Kaliumdefizit, erhöhte renale Kaliumverluste).
- In Observationsstudien wird für Thiaziddiuretika aufgrund ihres calciumsparenden Effektes ein vermindertes Schenkelhalsfrakturrisiko beobachtet.

Präparatebeispiele

magnerot® classic N (Tbl), Magnesium Support heliopharm (Kps), Magnesium Verla® 300 (Gra), Pure encapsulations® Magnesium (Kps), Magnesium Diasporal® 400 (Gra), Magnesioform® 300 forte (Kps), Siebensalz® Magnesium (Kps), Tromcardin® complex (Kps)

Betroffene Arzneistoffe

Chlortalidon, Hydrochlorothiazid, Indapamid, Xipamid

18.2 Schleifendiuretika und Magnesium/Kalium

E

Schleifendiuretika erhöhen das Risiko für eine Hypomagnesiämie und/oder Hypokaliämie

Mechanismus

Schleifendiuretika Renale Magnesium- und Kaliumverluste
Im Gegensatz zu Thiaziden nimmt auch die renale Calciumexkretion zu!

Folgen

Serumelektrolyte Magnesiumspiegel ↓ (Mangel: < 0,8 mmol/l), Hypokaliämie (< 3,5 mmol/l)

Magnesiummangel Tyrosinkinase-Aktivität des Insulinrezeptors und Signalweiterleitung auf Postrezeptorebene ↓ → Insulinsensitivität↓, Risiko für Dyslipoproteinämie↑ (Magnesium = natürliches Antidiabetikum)

Mangelsymptome Wadenkrämpfe, Muskelschwäche/-zuckungen, Obstipation, Begünstigung von Arrhythmien, Störungen der Glucosetoleranz und des Lipidstoffwechsels (z. B. Triglyceridämie).

Hinweis

- Unter Therapie mit Schleifendiuretika sollten die Serumelektrolyte vor allem der Magnesiumspiegel im regelmäßig kontrolliert werden. Ein Magnesiumserumspiegel ≤ 0,8 mmol/l zeigt bereits einen erhöhten Magnesiumbedarf an.
- Grundsätzlich empfiehlt sich die regelmäßige und konsequente Supplementierung von Magnesium (200–400 mg Magnesium tgl., z. B. als Citrat, Orotat). Der Kaliumhaushalt kann auch durch reichlich pflanzliche Lebensmittel (z. B. Kartoffeln, Feldsalat, Bananen) verbessert werden.
- Magnesiummangel führt zu sekundären Elektrolytveränderungen (z. B. intrazellulärem Kaliumdefizit, erhöhten renalen Kaliumverlusten).

Präparatebeispiele

Magnesium Support heliopharm (Kps), Magnesium Verla® 300 (Gra), magnerot® classic N (Tbl), Pure encapsulations® Magnesium (Kps), Magnesium Diasporal® 400 (Gra), Magnesioform® 300 forte (Kps), Siebensalz® Magnesium (Kps), Tromcardin® complex (Kps)

Betroffene Arzneistoffe

Bumetanid, Furosemid, Piretanid, Torasemid

18.3 Furosemid und Vitamin B_1

Vitamin-B_1-Mangel durch Furosemid

Mechanismus

Furosemid Erhöhte renale Thiaminverluste

Folgen

Vitamin B_1 Vollblutspiegel ↓, Risiko für Thiaminmangel (Labor: erythrozytäre Transketolase-Aktivität ↓)
Herzmuskel Möglicherweise Verschlechterung der kardialen Bioenergetik bei Herzinsuffizienz oder Kardiomyopathie

Hinweis

- Zur Kompensation iatrogener Verluste sollten unter einer Therapie mit Diuretika neben Magnesium auch die wasserlöslichen Vitamine des B-Komplexes, wie z. B. Thiamin, Folsäure, Vitamin B_2, Vitamin B_6 und B_{12} ergänzt werden. Der renale Magnesiumverlust beeinträchtigt zusätzlich die metabolische Aktivierung von Thiamin zum Thiaminpyrophosphat (TPP).
- Das lipidlösliche und hochbioverfügbare Thiamin-Prodrug Benfotiamin eignet sich sehr gut für die orale Substitution von Vitamin B_1 und zum Ausgleich von B_1-Defiziten.
- Die erythrozytäre Transketolase-Aktivität ist ein valider Parameter zur Objektivierung des Vitamin-B_1-Status.

Präparatebeispiele

milgamma® mono 50/150 (Drg), Pure encapsulations® B-Komplex plus (Kps), B-Komplex heliopharm (Kps), orthodoc® B-Komplex (Kps), Biogena NeuroGesan® B-Komplex (Kps), Vitamin B-Komplex forte Hevert® (Tbl), Vitamin B-Komplex ratiopharm® (Kps)

Betroffene Arzneistoffe

Bumetanid, Furosemid, Piretanid, Torasemid

18.4 Thiaziddiuretika und Homocystein

Anstieg der Homocysteinplasmaspiegel durch Thiaziddiuretika

Mechanismus

Thiazide Erhöhte renale Exkretion von Folsäure, Vitamin B_6 und B_{12}

Folgen

Folsäure Risiko für Folsäuremangel (Serum-Folat < 3,5 ng/ml, Erythrozyten-Folat < 250 ng/ml)
Homocystein Milde Hyperhomocysteinämie (Hcy-Plasmaspiegel: ≥ 10 µmol/l)

Hinweis

- Unter einer Therapie mit Thiaziddiuretika (auch Schleifendiuretika) sollte eine Supplementierung von Folsäure (0,4–1 mg tgl.) in Kombination mit Vitamin B_6 und B_{12} erfolgen, um medikationsbedingten B-Vitamin-Verlusten und einem Anstieg der Homocysteinspiegel zu entgegen zu wirken.

Präparatebeispiele

Pure encapsulations® B12 Folate E (Kps), B12 direct plus heliopharm (Lta), vaso-loges® S (Tbl), Medyn® forte (Kps)

Betroffene Arzneistoffe

Chlortalidon, Hydrochlorothiazid, Indapamid, Xipamid

18.5 Schleifendiuretika und Homocystein

Anstieg der Homocysteinplasmaspiegel durch Schleifendiuretika

Mechanismus

Schleifendiuretika Erhöhte renale Exkretion von Folsäure, Vitamin B_6 und B_{12}

Folgen

Folsäure Risiko für Folsäuremangel (Serum-Folat < 3,5 ng/ml, Erythrozyten-Folat < 250 ng/ml)
Homocystein Milde Hyperhomocysteinämie (Hcy-Plasmaspiegel: ≥ 10 µmol/l)

Hinweis

- Unter einer Therapie mit Schleifendiuretika (auch Thiazide) sollte eine Supplementierung von Folsäure (0,4–1 mg tgl.) in Kombination mit Vitamin B_6 und B_{12} erfolgen, um medikationsbedingten B-Vitamin-Verlusten und einem Anstieg der Homocysteinspiegel entgegen zu wirken.

Präparatebeispiele

Pure encapsulations® B12 Folate E (Kps), B12 direct plus heliopharm (Lta), vaso-loges® S (Tbl), Medyn® forte (Kps)

Betroffene Arzneistoffe

Bumetanid, Furosemid, Piretanid, Torasemid

18.6 Schleifendiuretika und Calcium

Schleifendiuretika steigern die Calciumausscheidung

Mechanismus

Schleifendiuretika Erhöhte Exkretion von Calcium

Folgen

Calcium Calciumserumspiegel ↓, Calciumutilisation ↓
Knochen Knochendichte ↓, Bruchmechanik ↓, vorzeitige Knochenalterung

Hinweis

- Auf eine regelmäßige Calciumzufuhr (z. B. 2 × 500 mg/d, p. o.) oder calciumreiche Ernährung ist zu achten sowie eine ausreichende Zufuhr mit weiteren knochenwirksamen Mikronährstoffen wie Vitamin D, Vitamin K_2 (z. B. MK-7), Zink, Bor und Magnesium.
- Unter einer Langzeittherapie mit Schleifendiuretika sollte der 25-OH-D-Status labordiagnostisch überprüft (Zielwert: 40–60 ng/ml) und entsprechend kompensiert (40–60 IE Vitamin D pro kg KG/d, p. o.) werden. Eine optimale Calciumresorption und ossäre Calciumutilisation ist erst ab 25-OH-D-Spiegeln von ≥ 32 ng/ml bzw. ≥ 80 nmol/l zu erwarten.
- Eine Abklärung knochenspezifischer Laborparameter (z. B. Parathormon, Vitamin D) und der Knochendichte (Dual X-ray Absorptiometry, DXA) ist unter präventiv-medizinischen Aspekten in jedem Fall sinnvoll.

Präparatebeispiele

Calcium Sandoz® forte/-fortissimum (Bta), aminoplus® osteo (Gra), Calciumcitrat von Viabiona (Tbl), Pure encapsulations® Calciumcitrat (Kps), Calcitrat®, Nicapur® Calcium 300 D, Biogena Coralicea®, Calcioform 400 d/K2+ (Kps), orthomol® osteo (Gra)

Betroffene Arzneistoffe

Bumetanid, Furosemid, Piretanid, Torasemid

18.7 Kaliumsparende Diuretika und Kalium

Gefahr der Hyperkaliämie bei unkontrollierter Kaliumeinnahme

Mechanismus

Antikaliuretika (z. B. Spironolacton) Additive Kaliumretention bei Einnahme von Kalium unter Therapie mit kaliumsparenden Diuretika; Spironolacton ist ein kompetitiver Antagonist des Mineralcorticoids Aldosteron → renale Kaliumausscheidung ↓

Folgen

Kalium Blutspiegel ↑, Risiko für Hyperkaliämie (> 5,5 mmol/l)
Hyperkaliämie (Symptome) Allgemeine Muskelschwäche (z. B. schwere Beine), Parästhesien an Händen und Füßen, Arrhythmien

> **Hinweis**
> - Selbstmedikation mit Kaliumpräparaten ist unter Therapie mit kaliumretinierenden Diuretika (Antikaliuretika) zu vermeiden (auch bei Einnahme von Triamteren/Bemetizid, ACE-Hemmern, AT_1-Antagonisten).

Betroffene Arzneistoffe

Kaliumchlorid, Kaliumcitrat, Spironolacton, Triamteren plus Bemetizid

18.8 Thiaziddiuretika und Zink

E

Renaler Zinkverlust unter Diuretika

Mechanismus

Thiaziddiuretika Erhöhte renale Exkretion von Zink

Folgen

Zink Zinkserumspiegel ↓ (kein sensitiver Parameter für Zinkstatus), Zinkkonzentrationen in Erythrozyten und Monozyten ↓
Mögliche Symptome Störungen des Geruchs- und Geschmacksinns sowie Beeinträchtigungen der Immunkompetenz

Hinweis

- Unter Langzeittherapie mit Thiaziddiuretika ist eine regelmäßige Supplementierung von Zink (z. B. 10 mg Zink tgl., p. o.) empfehlenswert.
- Im Vergleich zu Thiaziden führen Schleifendiuretika und kaliumsparende Diuretika zu einem geringeren Zinkverlust, der jedoch bei langfristiger Therapie nicht vernachlässigt werden sollte.

Präparatebeispiele

Zinkorot® 25 (Tbl), Zink Support heliopharm (Kps), Zinkotase® (Fta), Orthodoc® Zink Kps), Curazink® (Kps), Zinkamin-Falk® (Kps), Unizink® 50 (Tbl), Cefazink® 20 (Fta), Pure encapsulations® Zink (Kps), Zinkform® 15+ (Kps), Zink II MSE® (Tbl)

Betroffene Arzneistoffe

Chlortalidon, Hydrochlorothiazid, Indapamid, Xipamid

19 Gichtmittel

19.1 Colchicin und Vitamin B_{12}

Colchicin stört die Vitamin-B_{12}-Resorption

Mechanismus

Colchicin Schädigung des Gastrointestinaltrakts (→ Durchfälle)
Vitamin B_{12} Malabsorption

Folgen

Vitamin B_{12} Vitamin-B_{12}-Serumspiegel $\downarrow$ (Mangel: <450 pg/ml)
Blutbildveränderungen Risiko für hyperchrome makrozytäre Megaloblastenanämie (perniziöse Anämie)
Homocystein Milde Hyperhomocysteinämie (Hcy-Plasmaspiegel: ≥ 10 µmol/l)
Neuromuskuläre Symptome Erhöhtes Risiko für Neuropathien, Muskelschwäche

Hinweis

- Unter dem Aspekt der colchicininduzierten Resorptionsblockade sollte generell eine prophylaktische Supplementierung von Vitamin B_{12} (z. B. 1000 µg/d, p. o., auch in Kombination mit Folsäure und B_6) erfolgen.
- Unter einer Therapie mit Colchicin sollte der Vitamin-B_{12}-Status kontrolliert (vor allem bei älteren Personen) und gegebenenfalls durch parenterale Applikation (z. B. 1000 µg Vitamin B_{12}, intramuskulär, 2–4-mal pro Woche) kompensiert werden.

Präparatebeispiele

B12 direct plus heliopharm (Lta), B_{12} Ankermann® (Tbl), Pure encapsulations® B12 Folate E (Kps), Orthodoc® Vitamin B12 (Lta), vaso-loges® S

(Tbl), Medyn® forte (Kps), B_{12} Ankermann® 1000 µg (Amp), B12 Depot Hevert (Amp), Vitamin B12-Depot-Injektopas 1500 µg (Amp)

Betroffene Arzneistoffe

Herbstzeitlosenextrakt (Colchicin)

20 Immunsuppressiva

20.1 Ciclosporin und Kalium

Additive Erhöhung des Kaliumblutspiegels

Mechanismus

Ciclosporin Additive Kaliumretention bei Einnahme von Kalium unter Therapie mit Ciclosporin (auch Tacrolimus); Ciclosporin hemmt die Freisetzung und/oder Bildung des Mineralocorticoids Aldosteron (→ Hypoaldosteronismus) → Ausscheidung von Kalium ↓

Folgen

Kalium Blutspiegel ↑, Risiko für Hyperkaliämie (> 5,5 mmol/l)
Hyperkaliämie Symptome: allgemeine Muskelschwäche (z. B. schwere Beine), Parästhesien an Händen und Füßen, Arrhythmien (Bradykardie), Blutdruckabfall

Hinweis

- Unter Therapie mit Ciclosporin A oder Tacrolimus sollte der Elektrolythaushalt (→ Magnesium, Kalium, Natrium) engmaschig kontrolliert werden.
- Die Supplementierung kaliumhaltiger Mineralstoffpräparate sollte vermieden werden.

Betroffene Arzneistoffe

Ciclosporin, Kaliumchlorid, Kaliumcitrat, Tacrolimus

20.2 Ciclosporin und Magnesium

E

Ciclosporininduzierte Hypomagnesiämie

Mechanismus

Ciclosporin Renale Magnesiumexkretion ↑, tubuläre Rückresorption ↓ (→ renaler Magnesium-Spareffekt ↓)

Folgen

Serumelektrolyte Magnesiumspiegel ↓ (Mangel: < 0,8 mmol/l), sekundäre Elektrolytveränderungen (z. B. Kalium, Calcium)
Mangelsymptome Wadenkrämpfe, Muskelschwäche/-zuckungen, Spasmen, neurotoxische Symptome (z. B. Parästhesien), erhöhtes kardiovaskuläres Risiko (z. B. Hypertonie)

Hinweis

- Unter einer Therapie mit Ciclosporin A sollte der Elektrolythaushalt (→ Magnesium, Kalium, Natrium) engmaschig kontrolliert werden.
- Zur Kompensation der durch Ciclosporin induzierten Magnesiumverluste ist adjuvante Supplementierung von Magnesium (z. B. 300 mg tgl., p. o.) empfehlenswert.

Präparatebeispiele

Magnesium Support heliopharm (Kps), Magnesium Verla® 300 (Gra), Pure encapsulations® Magnesium (Kps), magnerot® classic N (Tbl), Magnesium Diasporal® 400 (Gra), Magnesioform® 300 forte (Kps), Siebensalz® Magnesium (Kps)

Betroffene Arzneistoffe

Ciclosporin

20.3 Ciclosporin und Homocystein

Ciclosporininduzierte Hyperhomocysteinämie

Mechanismus

Ciclosporin Ciclosporininduzierte Schäden im proximalen Tubulusbereich der Nieren, Abfall der Folsäure- und Vitamin-B_6-Spiegel

Folgen

Homocystein Milde Hyperhomocysteinämie (Hcy-Plasmaspiegel: $\geq 10\,\mu mol/l$)

Erhöhtes Risiko für kardiovaskuläre Ereignisse durch Homocystein.

Hinweis

- Unter Therapie mit Ciclosporin A oder Tacrolimus sollte regelmäßig (alle 3–6 Monate) der Homocystein-Plasmaspiegel kontrolliert werden, da Patienten mit Herz- und Nierentransplantationen häufig erhöhte Homocysteinwerte aufweisen.
- Eine regelmäßige Supplementierung von Folsäure (z. B. 0,4–1 mg/d, p. o.) zusammen mit Vitamin B_{12} und B_6 ist empfehlenswert.

Präparatebeispiele

B12 direct plus heliopharm (Lta), Pure encapsulations® B12 Folate E (Kps), vaso-loges® S (Tbl), Medyn® forte (Kps), Biogena B12 + Folsäure (Kps)

Betroffene Arzneistoffe

Ciclosporin, Tacrolimus

20.4 Ciclosporin und Omega-3-Fettsäuren

M

Langkettige mehrfach ungesättigte Omega-3-Fettsäuren (EPA/DHA) können Verträglichkeit und Wirksamkeit von Ciclosporin verbessern

Mechanismus

EPA/DHA Therapeutische Breite ↑, Nebenwirkungsrate ↓, orale Bioverfügbarkeit ↑ von Ciclosporin (→ therapeutischer Index ↑)

Folgen

Ciclosporin Immunsuppressive Wirkung ↑, Nephrotoxizität ↓, sekundäres Arterioskleroserisiko ↓ (→ EPA/DHA: Triglyceride ↓, Blutdruck ↓, Thromboxan A_2 ↓)

Transplantat Abstoßung ↓, Überlebenszeit ↑

Hinweis

- Die Supplementierung (bereits in der postoperativen Phase) von Omega-3-Fettsäuren (z.B. 3000 mg EPA/DHA tgl., p.o.) kann den therapeutischen Index von Ciclosporin verbessern und das Risiko für eine Transplantatabstoßung verringern.

Präparatebeispiele

San Omega 3 Total (Lsg), Eicosamax® Liquid (Lsg), EnzOmega® 700 MSE (Kps), Pur 3 (Kps), MorEPA smart fats (Kps), Pure encapsulations® EPA/DHA essentials (Kps), omega3-loges® (Kps), Biogena Omega-3 forte (Kps), Omegaform® 375 epa-konzentrat+ (Kps)

Betroffene Arzneistoffe

Ciclosporin

20.5 Ciclosporin und Grapefruitsaft

Grapefruitsaft erhöht den Ciclosporinspiegel

Mechanismus

Grapefruitsaft Inhaltsstoffe (z. B. Dihydroxy-Bergamottin, Naringenin) hemmen die bei der Resorption im Darm erfolgende Metabolisierung von Ciclosporin durch Oxygenase CYP3A4

Folgen

Ciclosporin Anstieg der Ciclosporinblutspiegel mit erhöhtem Risiko für nierentoxische, hepatotoxische und neurotoxische Effekte.

Hinweis

- Unter einer Therapie mit Ciclosporin oder Tacrolimus sollte der Konsum von Grapefruitsaft vermieden werden.

Betroffene Arzneistoffe und Nahrungsmittel

Ciclosporin, Grapefruitsaft, Tacrolimus, Everolimus, Sirolimus

21 Kardiaka und Koronarmittel

21.1 Kardiaka und Vitamin D

Vitamin D verbessert die Herzmuskelleistung und kann den Bedarf an herzwirksamen Medikamenten verringern

Mechanismus

Vitamin D Kardioprotektive Eigenschaften: antiinflammatorische Wirkung (Inhibierung des redoxsensitiven Transkriptionsfaktor NFkappa B und Bildung proinflammatorischer Zytokine wie TNF-α), Gefäßcalcifizierung ↓, Herzmuskelkraft ↑, Risiko der linksventrikuläre Hypertrophie ↓, Parathormon ↓, Endothelfunktion ↑, Calciumaktivität in der Gefäßwand ↓

Folgen

Herz Verbesserung der kardialen Bioenergetik durch Normalisierung des 25-OH-D-Status (Zielwert: 40–60 ng/ml bzw. 100–150 nmol/l)
Kardiaka Bedarf und Nebenwirkungsrate ↓

Hinweis

- Bei Herzinsuffizienz sollte der 25-OH-D-Status labordiagnostisch überprüft (Zielwert: 40–60 ng/ml) und entsprechend kompensiert (50–60 IE Vitamin D pro kg KG/d, p. o.) werden.
- In der Praxis hat sich zum schnellen Ausgleich eines Vitamin-D-Mangels initial die hoch dosierte Einnahme von Vitamin D_3 bewährt. Dabei lässt sich mithilfe einer einfachen Formel, die das Körpergewicht miteinbezieht, die initiale Vitamin-D_3-Dosierung (VDI) einfach berechnen:
  Vitamin-D_3-Initialdosis (VDI) in IE = 40 × [Zielwert (nmol/l) – Ausgangswert (nmol/l)] × kg Körpergewicht (KG).

Beispiel: Zielwert = 150 nmol/l, Ausgangswert = 15 nmol/l, Körpergewicht = 75 kg Vitamin-D_3-Initialdosis = 40 × [150–15] × 75 = 405 000 IE Vitamin D_3. Die errechnete Vitamin-D_3-Initialdosis (VDI) sollte etwa auf 7–10 Tage verteilt werden (Bsp.: VDI = 405 000 IE → 10 Tage lang 40 000 IE Vitamin D täglich).

- Vitamin D_3 senkt die allgemeine und kardiovaskuläre Mortalität. In einer Studie des Herzzentrums Ludwigshafen an 3299 Patienten mit KHK wurde der Einfluss des 25-OH-D-Status auf die kardiovaskuläre Mortalität über einen Zeitraum von 7,7 Jahren verfolgt. Dabei zeigte sich, dass der 25-OH-D-Status invers mit dem Schweregrad der Herzinsuffizienz (NYHA-Klassifikation) und mit einer schlechten LVEF korreliert. Ein ausgeprägter Vitamin-D-Mangel (25-OH-D < 25 nmol/l bzw. 10 ng/ml) war im Vergleich zu einem guten Vitamin-D-Status (25-OH-D ≥ 75 nmol/l bzw. ≥ 30 ng/ml) mit einem 2,8-fach erhöhten Risiko für Tod durch Herzversagen und 5-fach erhöhtem Risiko für Tod durch plötzlichen Herztod (PHT) assoziiert.

Präparatebeispiele

Vitamin D3 Support fluid heliopharm (Tro), Pure encapsulations® Vitamin D3 liquid (Tro), Vitagamma® D_3 2000 IE (Tbl), Vitamin D-loges® 5600 IE (Lta), Vitamin D3 MSE® intense 10 000 IE (Kps), Vitamin D Support 1000 IE (Tbl), Dekristol® 20 000 IE (Kps)

Betroffene Arzneistoffe

Bisoprolol, Candesartan, Digitoxin, Furosemid, Ramipril

21.2 Kardiaka und Magnesium

Magnesiumorotat kann den Bedarf an herzwirksamen Medikamenten verringern und die Lebensqualität bei Herzinsuffizienz verbessern

Mechanismus

Magnesiumorotat Additive Effekte auf die kardiale Bioenergetik von Magnesiumorotat und Kardiaka (z. B. Herzglykoside, Diuretika, Betablocker); Orotsäure: Verfügbarkeit an ATP↑, zelluläre Magnesiumbindung ↑; Magnesium: Spasmen der Herzkranzgefäße ↓, Stabilisierung des Herzrhythmus, Verbesserung der Pumpkraft des Herzmuskels, NO-Bioverfügbarkeit ↑, Calciumaktivität in der Gefäßwand ↓

Magnesiumorotat kann bei KHK die kardiale Auswurfleistung verbessern, die Belastungstoleranz steigern, die ischämiebedingten EKG-Veränderungen verringern und die Myokardleistung ökonomisieren.

Folgen

Herz Verbesserung der kardialen Bioenergetik durch adjuvante Gabe von Magnesiumorotat, Normalisierung des myokardialen Magnesiumhaushalts

Kardiaka Bedarf und Nebenwirkungsrate ↓

Hinweis

- In der MACH-Studie, die an Patienten mit schwerer Herzinsuffizienz (NYHA III und IV) durchgeführt wurde, konnte gezeigt werden, dass die Supplementierung von Magnesiumorotat (1. Monat: 6000 mg Mg-orotat/d, p. o., 2.–12. Monat: 3000 mg Mg-orotat/d, p. o.) nicht nur die Sterblichkeit infolge der Erkrankung vermindert, sondern auch die Herzfunktion im Vergleich zu Placebo signifikant verbessert.
- Die adjuvante Gabe von Magnesiumorotat (z. B. 3000 mg Magnesiumorotat = 200 mg Magnesium tgl., p. o.) kann bei KHK oder Herzinsuffizienz den Bedarf an Kardiaka verringern und die Lebensqualität und Prognose verbessern.

Präparatebeispiele

magnerot® classic N (Tbl)

Betroffene Arzneistoffe

Bisoprolol, Candesartan, Digitoxin, Furosemid, Ramipril

21.3 Herzglykoside und Kalium

A

Wirkungsabschwächung von Herzglykosiden durch Kaliumsupplemente 21

Mechanismus

Kalium Anstieg der Kaliumblutspiegel verringert Affinität und Rezeptorbindung der Herzglykoside an Na^+/K^+-ATPase der Herzmuskelzellen

Folgen

Herzglykoside Abgeschwächte Glykosidwirkung (→ pharmakodynamischer Antagonismus): Verminderung der positiv inotropen Wirkung, Verstärkung der AV-Reizleitungsstörungen

Hinweis

- Eine unkontrollierte Selbstmedikation mit Kaliumpräparaten ist unter einer Therapie mit Herzglykosiden zu vermeiden.
- Generell sollten die Serumelektrolyte bei einer Therapie mit herzwirksamen Glykosiden sorgfältig überwacht und gegebenenfalls korrigiert werden (▸Kap. 21.2, ▸Kap. 21.3).

Betroffene Arzneistoffe

Beta-Acetyldigoxin, Digitoxin, Digoxin, Kaliumchlorid, Kaliumcitrat, Metildigoxin

21.4 Herzglykoside und Magnesium

Verbesserung der Glykosidtoleranz durch Magnesium

Mechanismus

Magnesium Regulation von Kaliumkanälen in den Herzmuskelzellen (→ Verbesserung der Glykosidtoleranz)

Magnesiummangel führt zu sekundären Elektrolytstörungen, vor allem von Kalium (→ ein Mangel an Magnesium erhöht die Durchlässigkeit von K^+ durch K^+-Kanäle).

Folgen

Kaliumhaushalt Verbesserung der intrazellulären Kaliumverwertung, Stabilisierung der K^+-Kanäle und des Herzmuskelaktionspotenzials
Herzglykoside Verbesserung der Glykosidtoleranz

Hinweis

- Unter der Therapie mit Herzglykosiden empfiehlt sich die Supplementierung von Magnesium (z. B. 300 mg tgl., als Orotat), da Magnesium die Kaliumverwertung und Glykosidtoleranz verbessert.
- Magnesium schützt als natürlicher Calciumantagonist die Herzmuskelzelle vor einer Überladung mit Ca^{2+}-Ionen (guter Mg-Serumspiegel: ca. 0,9 mmol/l).

Präparatebeispiele

Magnesium Support heliopharm (Kps), Magnesium Verla® 300 (Gra), Pure encapsulations® Magnesium (Kps), magnerot® classic N (Tbl), Magnesium Diasporal® 400 (Gra), Magnesioform® 300 forte (Kps), Siebensalz® Magnesium (Kps)

Betroffene Arzneistoffe
Beta-Acetyldigoxin, Digitoxin, Digoxin, Metildigoxin

21.5 Herzglykoside und Hypokaliämie/Hypomagnesiämie

M

Verstärkung der Herzglykosidwirkung

Mechanismus
Hypokaliämie/-magnesiämie Abfall der Kaliumblutspiegel erhöht Affinität und Rezeptorbindung der Herzglykoside an die Na^{+}/K^{+}-ATPase der Herzmuskelzellen

Folgen
Herzglykoside Wirkung und Toxizität ↑
Mögliche Folgen Herzrasen, schneller Puls, potenziell lebensbedrohliche Herzrhythmusstörungen

Hinweis
- Die Kalium- und Magnesiumspiegel sollten bei einer Therapie mit herzwirksamen Glykosiden sorgfältig überwacht und gegebenenfalls durch eine orale Substitution korrigiert werden.

Betroffene Arzneistoffe
Beta-Acetyldigoxin, Digoxin, Digitoxin, Metildigoxin

21.6 Kardiaka und L-Carnitin

S

L-Carnitin kann den Bedarf an herzwirksamen Medikamenten verringern

Mechanismus

L-Carnitin Additive Effekte auf die kardiale Bioenergetik von L-Carnitin und Kardiaka (z. B. Herzglykoside, Diuretika, Betablocker)

L-Carnitin kann bei KHK die kardiale Auswurfleistung verbessern, die Belastungstoleranz steigern, die ischämiebedingten EKG-Veränderungen verringern und die Myokardleistung ökonomisieren.

Folgen

Herz Verbesserung der kardialen Bioenergetik durch adjuvante Gabe von L-Carnitin, Normalisierung der myokardialen Carnitinbilanz
Kardiaka Bedarf und Nebenwirkungsrate ↓

Hinweis

- Die adjuvante Gabe von L-Carnitin (z. B. 2000 mg L-Carnitin tgl., p. o.) – auch in Kombination mit Coenzym Q_{10} – kann bei KHK oder Herzinsuffizienz den Bedarf an Kardiaka verringern (▸ Kap. 20.5).

Präparatebeispiele

Carnitin Support heliopharm (Kps), aminoplus® Carnitin (Kps), Acetyl-L-Carnitin 500 mg GPH (Kps), Carnipure 500 mg GPH (Kps), L-Carnipure 500 mg (Kta), Carnitin MSE (Kps), Pure encapsulations® L-Carnitin (Kps), Biocarn® (Lsg), Carniform® 550+ (Kps), Biogena L-CarniPur 500 (Kps)

Betroffene Arzneistoffe

Bisoprolol, Candesartan, Digitoxin, Furosemid, Ramipril

21.7 Kardiaka und Coenzym Q_{10}

Coenzym Q_{10} kann den Bedarf an herzwirksamen Medikamenten verringern

Mechanismus

Coenzym Q_{10} Additive Effekte auf die kardiale Bioenergetik von Coenzym Q_{10} und Kardiaka (z. B. Herzglykoside, Diuretika, Betablocker)

Coenzym Q_{10} hat bei Herzinsuffizienz einen günstigen Einfluss auf die kardiale und körperliche Belastungsfähigkeit (z. B. Verbesserung der kardialen Auswurfleistung, des enddiastolischen Volumenindex und der Endothelfunktion).

Folgen

Herz Verbesserung der kardialen Bioenergetik durch adjuvante Gabe von Coenzym Q_{10}, Normalisierung der myokardialen Coenzym-Q_{10}-Bilanz

Kardiaka Bedarf und Nebenwirkungsrate ↓

Hinweis

- Die adjuvante Gabe von Coenzym Q_{10} (z. B. 200 mg L-Carnitin tgl., p. o.) – auch in Kombination mit L-Carnitin – kann bei Herzinsuffizienz den Bedarf an Kardiaka signifikant verringern.
- Der Richtwert für therapeutisch wirksame Coenzym-Q_{10}-Blutspiegel in der adjuvanten Therapie kardiovaskulärer Erkrankungen dürfte bei ≥ 2,5 µg/ml liegen. Der Selenstatus sollte im Vollblut (Zielwert: 130–155 µg/l) kontrolliert werden und entsprechend kompensiert werden.

- In einer aktuellen randomisierten, placebokontrollierten Interventionsstudie mit 443 Probanden im Alter von 70–88 Jahren senkte die kombinierte Gabe von Coenzym Q_{10} und Selen die kardiovaskuläre Mortalität um 47 % (Verum 5,9 % versus Placebo 12,6 % nach 5,2 Jahren; p = 0,015). Die Blutspiegel des Herzinsuffizienzmarkers NT-proBNP (N-terminales Fragment des Vorläuferproteins des natriuretischen Peptids vom Typ B) lagen in der Verum-Gruppe mit 215 ng/l deutlich niedriger als in der Placebo-Gruppe mit 304 ng/l (p = 0,014). In dieser Studie wurde eine Kombination aus 200 mg Coenzym Q_{10} und 200 µg Selen eingesetzt. Die Kombination dieser mitotropen Mikronährstoffe ist sinnvoll, da Selen über die Thioredoxin-Reduktase für die Regeneration von Coenzym Q_{10} und Vitamin C wichtig ist.

Präparatebeispiele

Quinomit® Q10 MSE (Kps), Coenzym Q10 Support (Kps), Quinomit Q10 fluid MSE (Tro), Pure encapsulations® CoQ10 120 mg (Kps), Biogena Coenzym Q10 active Gold Ubiquinol (Kps), Pure encapsulations® Ubiquinol-QH 50 mg (Kps), Q10 Bio-Qinon® Gold 100 mg (Kps)

Betroffene Arzneistoffe

Beta-Acetyldigoxin, Enalapril, Metoprolol, Torasemid, Valsartan

21.8 Nitrate und Vitamin C

M

Vitamin C kann die Nitrattoleranz verringern

Mechanismus

Vitamin C Schutz von NO vor Inaktivierung durch reaktive Sauerstoffspezies: → Umwandlung von NO in Peroxynitrit ↓ → Funktion der Guanylatcyclase ↑, Vitamin C verbessert die endotheliale Dysfunktion über verschiedene Mechanismen: Abfangen von Superoxid-Radikalen ($^{-}O_2^{\bullet}$) mit der Folge, dass der Abbau des NO-Synthase-Inhibitors ADMA über die Dimethylarginin-Dimethylaminohydrolase (DDAH) verbessert wird (Referenzwert für ADMA: 0,3–0,5 µmol/l), Vitamin C hemmt den Abbau des für die NO-Synthase wichtigen Cofaktors Tetrahydrobiopterin (BH_4) und fördert die Umwandlung von BH_2 zu BH_4, Vitamin C vermindert die S-Nitrosylierung und Aktivierung der Arginase, eines kompetitiven Enzyms um das Substrat L-Arginin

Folgen

NO NO-Bioverfügbarkeit ↑, Vasodilatation ↑, Thrombozytenaggregation ↓ (→ bei Vitamin-C-Plasmaspiegeln > 90 µmol/l)

Hinweis

- Bei hoher Dosierung oder Dauerapplikation der zur KHK-Therapie eingesetzten Nitrate wird häufig eine Abschwächung der Nitratwirkung (Nitrattoleranz) beobachtet.
- Die adjuvante Gabe von Antioxidanzien wie Vitamin C (z. B. 1000 mg tgl., p. o.), Vitamin E und Coenzym Q_{10} kann die Endothelfunktion verbessern und die Entwicklung einer Nitrattoleranz verringern.

Präparatebeispiele

Ester C Complex I heliopharm (Kps), Pure encapsulations® Vitamin C 400 gepuffert (Kps), Vitamin C 1000 Wörwag® (Tbl), Orthodoc® Vitamin C 1000 (Kps), C-form® 500 retard+, Cetebe® Vitamin C Retardkapseln (Kps), Vitamin C MSE® matrix (Tbl)

Betroffene Arzneistoffe

Glyceroltrinitrat, Isosorbiddinitrat, Isosorbidmononitrat, Molsidomin, Pentaerythrityltetranitrat

22 Laxanzien

22.1 Laxanzien und Elektrolyte

Elektrolytverlust durch Laxanzien (z. B. Bisacodyl)

Mechanismus

Laxanzien Störungen des Elektrolythaushalts durch intestinale Verluste an Kalium, Magnesium, Natrium und Calcium

Folgen

Kalium Kaliumstatus ↓ (Risiko für Hypokaliämie): Darmatonie, Obstipation (Circulus vitiosus), Apathie, Muskelschwäche, Nierenfunktionsstörungen, EKG-Veränderungen
Calcium Calciumhaushalt ↓, erhöhtes Risiko für Osteoporose bei Laxanzienabusus
Magnesium Magnesiummangel: Adynamie, neuromuskuläre Störungen, Muskelschwäche, psychische Störungen

Hinweis

- Bei Einnahme von Laxanzien (z. B. Bisacodyl, Natriumpicosulfat) sollte auf adäquate Versorgung mit Elektrolyten (Mg, K, Ca, Na), B-Vitaminen (v. a. Folsäure) und auf ausreichende Flüssigkeitszufuhr geachtet werden.
- Vor einer Langzeitanwendung sollte gewarnt werden!
- Magnesiumsalze sind in höherer Dosierung milde und effektive Laxanzien.

Präparatebeispiele

Additiva Multivitamin + Mineral, frubiase Calcium plus, frubiase Magnesium plus

Betroffene Arzneistoffe

Bisacodyl, Natriumpicosulfat

22.2 Laxanzien und Folsäure

Laxanzienabusus beeinträchtigt den Folsäurestatus

Mechanismus

Laxanzien Beeinträchtigung der Folsäureresorption/-utilisation

Folgen

Folsäure Risiko für Folsäuremangel (Serum-Folat $< 3{,}5$ ng/ml, Erythrozyten-Folat < 250 ng/ml)
Homocystein Milde Hyperhomocysteinämie (Hcy-Plasmaspiegel: ≥ 10 µmol/l)

Regelmäßige Einnahme von Laxanzien kann suboptimalen Folsäurestatus zur Folge haben.

> **Hinweis**
> - Unter der Einnahme von Laxanzien sollte, insbesondere bei älteren Personen, auf eine adäquate Versorgung mit Folsäure und Vitamin B_{12} geachtet werden.

Präparatebeispiele

B12 direct plus heliopharm (Lta), Pure encapsulations® B12 Folate E (Kps), vaso-loges® S (Tbl), Medyn® forte (Kps)

Betroffene Arzneistoffe

Bisacodyl, Natriumpicosulfat

23 Lipid- und Cholesterinsenker

23.1 Statine und Coenzym Q_{10}

Statinbedingte Beeinträchtigung des Coenzym-Q_{10}-Status

Mechanismus

Statine Hemmung der HMG-CoA-Reduktase: dosisabhängige Reduktion der Cholesterin- und Coenzym-Q_{10}-Spiegel (→ pharmakodynamischer Antagonismus), mitochondriale Toxizität (z. B. Störung von Komplexen der mitochondrialen Atmungskette)

Folgen

Coenzym Q_{10} Abfall der Coenzym-Q_{10}-Serumspiegel (suboptimal: < 2,0 µg/ml), Beeinträchtigung des endogenen Coenzym-Q_{10}-Status und des mitochondrialen Energiestoffwechsels

Symptome Müdigkeit, Schwäche, Muskelschmerzen (bei körperlicher Aktivität) und Myopathien (→ statininduzierte Myopathien)

Hinweis

- Zur Kompensation statinbedingter Störungen des Coenzym-Q_{10}-Status wird eine regelmäßige Supplementierung von täglich 2–10 mg Coenzym Q_{10} pro kg KG (z. B. 200 mg Coenzym Q_{10} tgl., p. o. zu den Mahlzeiten) empfohlen.
- Der Richtwert für therapeutisch wirksame Coenzym-Q_{10}-Blutspiegel in der adjuvanten Therapie kardiovaskulärer Erkrankungen dürfte bei etwa ≥ 2,5 µg/ml liegen.

Präparatebeispiele

Quinomit® Q10 MSE (Kps), Medi-con-form® stat (Kps), Coenzym Q10 Support (Kps), Quinomit Q10 fluid MSE (Tro), Pure encapsulations® CoQ10 120 mg (Kps), Statiprävent® (Kps), Biogena Coenzym Q10 active

Gold Ubiquinol (Kps), Pure encapsulations® Ubiquinol-QH 50 mg (Kps), omplusam® ST, Q10 Bio-Qinon® Gold 100 mg (Kps), Optimed® STAT (Kps), AEGS® Stat prevent (Kps)

Betroffene Arzneistoffe

Atorvastatin, Fluvastatin, Lovastatin, Pravastatin, Simvastatin

23.2 Statine und Vitamin D

Vitamin D unterstützt Wirksamkeit von Statinen

Mechanismus

Vitamin D Mechanismus noch nicht geklärt, möglicherweise Steigerung der pleiotropen Wirkung der Statine durch antiinflammatorische, antithrombotische, antiatherosklerotische und immunomodulatorische Wirkungen

Folgen

Statine Risiko für Nebenwirkungen wie Müdigkeit, Schwäche, Muskelschmerzen (bei körperlicher Aktivität) und Myopathien (→ statininduzierte Myopathien) ↓, lipidmodulierende Wirkung ↑

Hinweis

- Eine unzureichende Versorgung mit Vitamin D (25-OH-D < 30 ng/ml) scheint Studien zufolge Muskelschmerzen und andere muskuläre Störungen, die häufig unter einer Therapie mit Cholesterinsenkern von Statin-Typ auftreten, zu begünstigen (N Am J Med Sci, 2015).
- Unter einer Therapie mit Statinen sollte der 25-OH-D-Status labordiagnostisch überprüft (Zielwert: 40–60 ng/ml) und entsprechend kompensiert (40–60 IE Vitamin D pro kg KG/d, p. o.) werden.
- In einer aktuellen Interventionsstudie an 150 Patienten mit Hypercholesterinämie (Alter ± 60 Jahre) und mit einem unzureichenden 25-OH-D-Status (< 32 ng/ml), die aufgrund von statinbedingten Muskelschmerzen nicht mit einem Statin behandelt werden konnten, wurde zunächst der 25-OH-D-Status durch die Supplementierung von 2 × 50 000 IE Vitamin D_3 pro Woche für drei Wochen und

danach 1 × 50 000 IE Vitamin D_3 pro Woche ausgeglichen. Nach 3 Wochen wurden die Statine erneut zur Therapie der Hypercholesterinämie eingesetzt. Unter der begleitenden Supplementierung von Vitamin D_3 waren nach 8,1 Monaten 131 von 150 Patienten (= 87 %) frei von Muskelschmerzen und die Statine wurden gut vertragen. Der 25-OH-D-Spiegel stieg von durchschnittlich 21 auf 40 ng/ml und normalisierte sich bei 117 (78 %) von anfangs 150 Patienten mit Vitamin-D-Mangel und Statinunverträglichkeit. Das LDL-Cholesterin wurde im Durchschnitt von 146 mg/dl auf 95 mg/dl deutlich gesenkt.

Präparatebeispiele

Vitamin D3 Support fluid heliopharm (Tro), Pure encapsulations® Vitamin D3 liquid (Tro), Vitagamma® D_3 2000 IE (Tbl), Vitamin D-loges® 5600 IE (Lta), Vitamin D3 MSE® intense 10 000 IE (Kps), Vitamin D Support 1000 IE (Tbl), Dekristol® 20 000 IE (Kps), Medi-con-form® stat (Kps), AEGS® Stat prevent (Kps)

Betroffene Arzneistoffe

Atorvastatin, Fluvastatin, Lovastatin, Pravastatin, Simvastatin

23.3 Statine und Omega-3-Fettsäuren (EPA, DHA)

S

Omega-3-Fettsäuren (EPA, DHA) erweitern das kardioprotektive Wirkprofil der CSE-Hemmer

Mechanismus

Statine LDL-Cholesterin ↓, Plaquestabilisierung, Entzündungshemmung

Omega-3-Fettsäuren (EPA, DHA) Triglyceride ↓, Endothelprotektion (NO-Synthase), Entzündungshemmung (hsCRP ↓), Herzrhythmusstörungen ↓ (z. B. VES ↓), plötzlicher Herztod ↓, Blutdruck ↓, HDL-Cholesterin ↑, Blutgerinnung (Fibrinogen ↓, TXA_2 ↓)

Folgen

Kombination Additive Verringerung kardiovaskulärer Risikofaktoren (→ Herzinfarkt-/Schlaganfallrate ↓, plötzlicher Herztod ↓)

> **Hinweis**
>
> - Nach aktuellen Studien ist die adjuvante Einnahme von Omega-3-Fettsäuren (z. B. 2000 mg EPA/DHA tgl., p. o.) unter einer cholesterinsenkenden Therapie mit Statinen in jedem Fall zu empfehlen.
> - Labordiagnostisch sollte der HS-Omega-3-Index bei kardiovaskulären Erkrankungen (z. B. KHK, Hypercholesterinämie) erfasst werden.

Präparatebeispiele

Eicosamax® Liquid (Lsg), San Omega 3 Total (Lsg), EnzOmega® 700 MSE (Kps), Pur 3 (Kps), MorEPA smart fats (Kps), Pure encapsulations® EPA/DHA essentials (Kps), omega3-loges® (Kps), Biogena Omega-3 forte (Kps), Omegaform® 375 epa-konzentrat+ (Kps)

Betroffene Arzneistoffe

Atorvastatin, Fluvastatin, Lovastatin, Pravastatin, Simvastatin

23.4 Statine und Nicotinsäure

Nicotinsäure erweitert das lipidmodulierende und kardioprotektive Wirkprofil der CSE-Hemmer

Mechanismus

Nicotinsäure HDL-Cholesterin ↑ (20–35 %), Triglyceride ↓, Lipoprotein (a) ↓, Gesamtcholesterin ↓, LDL-Cholesterin ↓

Folgen

Kombination Additive Verbesserung des Lipidprofils (→ Reduktion kardialer klinischer Ereignisse, z. B. Herzinfarkt, Bypass-OP)

Hinweis

- Das National Institute of Health stoppte im Mai 2011 eine groß angelegte Studie mit über 3400 Patienten, die neben Simvastatin zusätzlich Nicotinsäure-Retardtabletten (Niaspan®) erhielten. Niaspan® konnte die Rate an Herzanfällen nicht senken. Dagegen stieg die Anzahl an Schlaganfällen bei den Patienten, die zusätzlich Niaspan® erhielten, leicht an. Im Juli 2011 wurde der Vertrieb von Niaspan® eingestellt. Auch das Nachfolgeprodukt Tredaptive® (Kombi: Nicotinsäure + Laropiprant) konnte sich wegen eines ungünstigen Nutzen-Risiko-Verhältnisses nicht im Markt behaupten.
- Studien zufolge (z. B. ARBITER-2) kann die Kombination von Statinen mit Nicotinsäure (z. B. Lovastatin plus Nicotinsäure: Advicor®) das Risiko für kardiovaskuläre Ereignisse jedoch signifikant reduzieren. Wichtig: Vor einer Kombinationstherapie sollten Leberwerte (GOT, GPT) und Kreatininkinase (CK) kontrolliert werden. Vor allem bei: Typ-2-Diabetes, Niereninsuffizienz, Alter > 70, Hypothyreose, Alkoholabusus, Myopathien unter früheren Therapie mit Statinen oder Fibraten.

Betroffene Arzneistoffe

Atorvastatin, Fluvastatin, Lovastatin, Pravastatin, Simvastatin, Nicotinsäure

23.5 Nicotinsäure und Homocystein

Nicotinsäure kann in pharmakologischen Dosen den Homocysteinspiegel erhöhen

Mechanismus

Nicotinsäure Hemmung der Pyridoxalkinase (Vitamin-B_6-Antagonismus in pharmakologischen Dosen)

Folgen

Homocystein Milde Hyperhomocysteinämie (Hcy-Plasmaspiegel: ≥ 10 µmol/l)

Hinweis

- Unter einer Therapie mit Nicotinsäure sollte regelmäßig eine Kombination von Vitamin B_6 (z. B. 10–20 mg tgl.), Folsäure und Vitamin B_{12} eingenommen werden, um einen Anstieg des Homocysteins zu vermeiden.
- Der Homocystein-Plasmaspiegel sollte alle sechs Monate gemessen werden.

Präparatebeispiele

B12 direct plus heliopharm (Lta), Pure encapsulations® B12 Folate E (Kps), vaso-loges® S (Tbl), Medyn® forte (Kps)

Betroffene Arzneistoffe

Nicotinsäure

23.6 Statine und Grapefruitsaft

Starker Anstieg der Statinspiegel durch Grapefruitsaft

Mechanismus

Grapefruitsaft Inhaltsstoffe (z. B. Dihydroxy-Bergamottin, Naringenin) vermindern die bei der Resorption im Darm erfolgende Metabolisierung und die hepatische Elimination von Statinen durch Inhibition der CYP 3A4

Folgen

Statine Anstieg der Blut-/Wirkspiegel: Erhöhtes Risiko für Myopathien bis hin zur Rhabdomyolyse

Hinweis

- Unter einer Therapie mit Statinen sollte Grapefruitsaft in größeren Mengen vermieden werden.
- Bei den ersten Anzeichen von Muskelschmerzen **sofort** Rücksprache mit dem Arzt!

Betroffene Arzneistoffe und Nahrungsmittel

Atorvastatin, Fluvastatin, Grapefruitsaft, Lovastatin, Pravastatin, Simvastatin

23.7 Fibrate und Homocystein

E

Fibratinduzierter Anstieg der Homocysteinspiegel

Mechanismus

Fibrate Störung der Nierenfunktion und Beeinträchtigung der renalen Homocysteinausscheidung

Folgen

Homocystein Hyperhomocysteinämie (Hcy-Plasmaspiegel: ≥ 10 µmol/l)

Hinweis

- Unter einer Therapie mit Beza- oder Fenofibrat sollte eine Supplementierung mit Folsäure (z. B. 0,4–1 mg tgl., p. o.), Vitamin B_6 und B_{12} erfolgen, um dem Risiko einer Hyperhomocysteinämie vorzubeugen.
- Der Homocystein-Plasmaspiegel sollte alle sechs Monate gemessen werden.
- Gemfibrozil scheint den Homocysteinspiegel nicht zu erhöhen.

Präparatebeispiele

B12 direct plus heliopharm (Lta), Pure encapsulations® B12 Folate E (Kps), vaso-loges® S (Tbl), Medyn® forte (Kps)

Betroffene Arzneistoffe

Bezafibrat, Fenofibrat

23.8 Anionenaustauscher und Vitamin A, D, E und K

Verminderung der Resorption fettlöslicher Vitamine

Mechanismus

Colestyramin, Colestipol Störungen der Fettdigestion und -resorption (→ fettlösliche Vitamine A, D, E, K und Carotinoide)

Folgen

Fettlösliche Vitamine Blutspiegel ↓, Risiko für Mangel ↑

Hinweis

- Bei Therapie mit Colestyramin oder Colestipol sollte eine Supplementierung fettlöslicher Vitamine (z. B. Multivitamin-Mineralstoff-Kombination) erfolgen. Entsprechende Supplemente sollten 1 h vor oder 4 h nach dem Anionenaustauscher eingenommen werden (▸ Kap. 23.8).
- Unter Langzeittherapie wird Überwachung der Vitamin-A-, -D- und -E-Spiegel und eine Beurteilung des Vitamin-K-Status mittels Messung von Koagulationsparametern empfohlen.

Präparatebeispiele

Supradyn®, Vital Depot A-Z (Kps)

Betroffene Arzneistoffe

Colestipol, Colestyramin

23.9 Anionenaustauscher und Vitamin B_{12}

R

Beeinträchtigung der Vitamin-B_{12}-Resorption

Mechanismus

Colestyramin, Colestipol Hemmung der Vitamin-B_{12}-Resorption, Bindung des Vitamin-B_{12}-Intrinsic-Faktor-Komplexes, Störung der Folsäureresorption

Folgen

Vitamin B_{12} Vitamin-B_{12}-Serumspiegel ↓ (Mangel: < 450 pg/ml)
Folsäure Risiko für Folsäuremangel (Serum-Folat < 3,5 ng/ml, Erythrozyten-Folat < 250 ng/ml)
Homocystein Milde Hyperhomocysteinämie (Hcy-Plasmaspiegel: ≥ 10 µmol/l)

Hinweis

- Unter einer Therapie mit Colestyramin oder Colestipol sollte generell eine Supplementierung von Folsäure, Vitamin B_{12} und B_6 erfolgen (▸Kap. 22.7).
- Der Homocystein-Plasmaspiegel sollte alle sechs Monate gemessen werden.

Präparatebeispiele

B12 direct plus heliopharm (Lta), B_{12} Ankermann® (Tbl), Pure encapsulations® B12 Folate E (Kps), Orthodoc® Vitamin B12 (Lta), vaso-loges® S (Tbl), Medyn® forte (Kps), B_{12} Ankermann® 1000 µg (Amp), B12 Depot Hevert (Amp), Vitamin B12-Depot-Injektopas 1500 µg (Amp)

Betroffene Arzneistoffe

Colestipol, Colestyramin

24 Migräneprophylaktika

24.1 Betablocker und Coenzym Q_{10}

S

Coenzym Q_{10} unterstützt die Wirksamkeit von Betablockern

Mechanismus

Coenzym Q_{10} Substrat der mitochondrialen Atmungskette

Folgen

Gehirn Verbesserung des mitochondrialen Energiestoffwechsels (→ Sauerstoffverwertung der Gehirn- und Nervenzellen)

24

Betablocker Optimierung der migräneprophylaktischen Effektivität

Hinweis

- Die adjuvante Supplementierung von Coenzym Q_{10} (z. B. 150 mg tgl., p. o.) – auch in Kombination mit Magnesium und Riboflavin – kann die Effektivität einer medikamentösen Migräneprophylaxe (z. B. Betablocker) verbessern.
- Eine Störung des mitochondrialen Energiestoffwechsels scheint bei der Pathogenese der Migräne eine wichtige Rolle zu spielen. In klinischen Studien haben sich in der Prophylaxe neben Coenzym Q_{10} auch andere mitotrope Mikronährstoffe wie Vitamin B_2 (400 mg tgl., p. o.) und Magnesium (600 mg tgl., p. o.) als hilfreich erwiesen.

Präparatebeispiele

Bildi MigränoMit (Kps), Quinomit® Q10 MSE (Kps), Coenzym Q10 Support (Kps), Quinomit Q10 fluid MSE (Tro), Pure encapsulations® CoQ10 120 mg (Kps), Biogena Coenzym Q10 active Gold Ubiquinol (Kps), Pure encapsulations® Ubiquinol-QH 50 mg (Kps)

Betroffene Arzneistoffe
Metoprolol, Propranolol

24.2 Betablocker und Vitamin B_2

S

Riboflavin unterstützt die Wirksamkeit von Betablockern

Mechanismus
Riboflavin Substrat der mitochondrialen Atmungskette

Folgen
Gehirn Verbesserung des mitochondrialen Energiestoffwechsels (→ Sauerstoffverwertung der Gehirn- und Nervenzellen)
Betablocker Optimierung der migräneprophylaktischen Effektivität

Hinweis
- Die adjuvante Supplementierung von Riboflavin (z. B. 4 × 100 mg tgl., p. o.) – auch in Kombination mit Magnesium und Coenzym Q_{10} – kann die Effektivität einer medikamentösen Migräneprophylaxe (z. B. Betablocker) verbessern.
- Eine Störung des mitochondrialen Energiestoffwechsels scheint bei der Pathogenese der Migräne eine wichtige Rolle zu spielen. In klinischen Studien haben sich in der Prophylaxe neben Vitamin B_2 auch andere mitotrope Mikronährstoffe wie Coenzym Q_{10} und Magnesium als hilfreich erwiesen.

Präparatebeispiele
Bildi MigränoMit® (Kps), Migravent orthoexpert® (Kps)

Betroffene Arzneistoffe
Metoprolol, Propranolol

24.3 Betablocker und Magnesium

Magnesium unterstützt die Wirksamkeit von Betablockern

Mechanismus

Magnesium Substrat der mitochondrialen Atmungskette, Anti-Stress-Mineral, Stabilisierung von Zellmembranen, Verringerung der Thrombozytenaggregation und Neigung zur Vasokonstriktion, Einfluss auf den Neurotransmitterhaushalt (z. B. Serotonin)

Im Vergleich zu gesunden Kontrollpersonen weisen Migränepatienten häufig signifikant niedrigere Magnesiumspiegel im Gehirn, Liquor und den Erythrozyten (bzw. Vollblut) auf.

Folgen

Gehirn Verbesserung des mitochondrialen Energiestoffwechsels (→ Sauerstoffverwertung der Gehirn- und Nervenzellen und der Gefäßreaktivität)

Betablocker Optimierung der migräneprophylaktischen Effektivität

Hinweis

- Die adjuvante Supplementierung von Magnesium (z. B. 4 × 150 mg tgl., p. o.) – auch in Kombination mit Riboflavin und Coenzym Q_{10} – kann die Effektivität einer medikamentösen Migräneprophylaxe (z. B. Betablocker) verbessern.
- Eine Störung des mitochondrialen Energiestoffwechsels scheint bei der Pathogenese der Migräne eine wichtige Rolle zu spielen. In klinischen Studien haben sich in der Prophylaxe neben Magnesium auch andere mitotrope Mikronährstoffe wie Coenzym Q_{10} und Vitamin B_2 als hilfreich erwiesen.

Präparatebeispiele

Magnesium Support heliopharm (Kps), Magnesium Verla® 300 (Gra), Pure encapsulations® Magnesium (Kps), Magnesium Diasporal® 400 (Gra), Magnesioform® 300 forte (Kps), Siebensalz® Magnesium (Kps). Migränomit® Bildi (Kps), Migravent orthoexpert® (Kps)

Betroffene Arzneistoffe

Metoprolol, Propranolol

25 Neuropathie-Präparate

25.1 α-Liponsäure und Nahrungsbestandteile

R

Beeinträchtigung der Resorption und oralen Bioverfügbarkeit von α-Liponsäure

Mechanismus

Nahrung Einnahme von α-Liponsäure zu den Mahlzeiten verringert durch Komplexbildung mit Nahrungsbestandteilen die orale Bioverfügbarkeit

Folgen

α-Liponsäure Antineuropathische Wirksamkeit ↓

25

Hinweis

- Zur Vermeidung eines Wirksamkeitsverlustes sollte α-Liponsäure (z. B. 600 mg/d, p. o.) nüchtern, mindestens eine halbe Stunde vor der ersten Mahlzeit eingenommen werden.

Betroffene Arzneistoffe

α-Liponsäure

25.2 α-Liponsäure und orale Antidiabetika

S

α-Liponsäure kann die blutzuckersenkende Wirkung von Antidiabetika (z. B. Glibenclamid) verstärken

Mechanismus

α-Liponsäure Aktivierung von Glucose metabolisierenden Enzymen (z. B. Pyruvat-Dehydrogenase: Glucoseverwertung ↑)

Folgen

Kombination Additive blutzuckersenkende Wirkungen (→ Risiko für Hypoglykämien)

Hinweis

- In der Anfangsphase einer α-Liponsäuretherapie (oral und/oder parenteral) sollte bei Typ-2-Diabetikern, die mit oralen Antidiabetika behandelt werden, eine engmaschige Blutzuckerkontrolle erfolgen, um Unterzuckerungserscheinungen zu vermeiden.

Betroffene Arzneistoffe

α-Liponsäure, Glibenclamid, Glimepirid, Metformin

26 Osteoporosemittel

26.1 Bisphosphonate und Vitamin D

Vitamin D verbessert die ossäre Wirksamkeit von Bisphosphonaten

Mechanismus

Vitamin D Calciumresorption ↑, ossäre Calciumutilisation ↑, Mineralisierung der Knochenmatrix ↑, Parathormon ↓ (erhöhte Parathormonspiegel beeinträchtigen ossäre Wirkung der Bisphosphonate)

Folgen

Bisphosphonate Ossäre Wirkung ↑, Nebenwirkungen (z. B. Muskel-, Knochenschmerzen, Oberschenkelhalsfrakturen) ↓

Hinweis

- Vor der Therapie mit Bisphosphonaten muss der 25-OH-D-Status labordiagnostisch überprüft (Zielwert: 40–60 ng/ml) und entsprechend kompensiert (40–60 IE Vitamin D pro kg KG/d, p. o.) werden. Eine optimale Calciumresorption und ossäre Calciumutilisation ist erst ab 25-OH-D-Spiegeln von ≥ 32 ng/ml bzw. ≥ 80 nmol/l zu erwarten. Nach aktuellen Arbeiten von Favus im NEJM (2010) ist bei einem Vitamin-D-Mangel (25-OH-D < 20 ng/ml) eine Therapie mit Bisphosphonaten kontraindiziert.
- Neben der Osteoporosetherapie werden Bisphosphonate (z. B. Ibandronat, Zolendronat) häufig bei Krebs eingesetzt. Die Kieferosteonekrose ist eine gesicherte Nebenwirkung der Aminobisphosphonate. Das Risiko für diese gefürchtete Nebenwirkung kann durch einen guten 25-OH-D-Status verringert werden (Oncologist, 2012).

- In der Praxis hat sich zum schnellen Ausgleich eines Vitamin-D-Mangels initial die hoch dosierte Einnahme von Vitamin D_3 bewährt. Vitamin-D_3-Initialdosis (VDI) in IE = 40 × [Zielwert (nmol/l) – Ausgangswert (nmol/)] × kg Körpergewicht (KG). Die errechnete Vitamin-D_3-Initialdosis (VDI) sollte etwa auf 7–10 Tage verteilt werden (Bsp.: VDI = 405 000 IE → 10 Tage lang 40 000 IE Vitamin D täglich). Im Anschluss sollten täglich 40–60 IE Vitamin D pro kg KG täglich eingenommen werden. Eine Erfolgskontrolle der Vitamin-D-Therapie sollte frühestens nach 6–8 Wochen labordiagnostisch durch die Messung des 25-OH-D im Serum überprüft werden.

Präparatebeispiele

Vitamin D3 Support fluid heliopharm (Tro), Pure encapsulations® Vitamin D3 liquid (Tro), Vitagamma® D_3 2000 IE (Tbl), Vitamin D-loges® 5600 IE (Lta), Vitamin D3 MSE® intense 10 000 IE (Kps), Vitamin D Support 1000 IE (Tbl), Dekristol® 20 000 IE (Kps)

Betroffene Arzneistoffe

Alendronsäure, Calcium, Etidronsäure, Ibandronsäure, Risedronsäure

26.2 Bisphosphonate und Vitamin K

Vitamin K verbessert ossäre Wirksamkeit von Bisphosphonaten

Mechanismus

Vitamin K_1 und K_2 (z. B. MK-4, MK-7) Durch Vitamin K carboxyliertes Osteocalcin (cOc) bindet im Knochengewebe Calcium, welches mithilfe der Osteoblasten in das Hydroxylapatit des Knochens eingebaut wird. 1,25$(OH)_2$D steigert die Synthese des untercarboxylierten Osteocalcins

Folgen

Bisphosphonate Ossäre Wirkung ↑, Nebenwirkungen (z. B. Muskel-, Knochenschmerzen, Oberschenkelhalsfrakturen) ↓

Hinweis

- Einen Hinweis auf einen erhöhten Vitamin-K-Bedarf lässt sich mithilfe der labormedizinischen Kontrolle des Osteocalcins erfassen. Eine geringe diätetische Vitamin-K-Zufuhr und eine hoher Anteil an untercarboxyliertem Osteocalcin (ucOc) sind eigenständige Risikofaktoren für Hüftgelenkfrakturen.
- In einer Metaanalyse von 13 randomisierten kontrollierten Studien wurde der Einfluss einer Supplementierung von Vitamin K als Vitamin K_1 (1–10 mg pro Tag) oder Vitamin K_2 (15–45 mg MK-4 pro Tag) auf die Frakturrate und die Knochendichte untersucht. Dabei konnte gezeigt werden, dass insbesondere Vitamin K_2 als MK-4 im Vergleich zu Placebo das Risiko für Wirbelfrakturen um 60 % (OR: 0,40; 95 % CI, 0,25–0,65), für Hüftfrakturen um 77 % (OR: 0,23; (95 % CI, 0,12–0,47) und für nicht vertebrale Frakturen um 81 % senkt (OR: 0,19; 95 % CI, 0,15–0,35).
- In aktuellen Studien war ein erhöhter Spiegel an untercarboxyliertem Osteocalcin (ucOC), Marker für eine Vitamin-K-Insuffizienz, unter der Therapie mit Bisphosphonaten mit einem erhöhten Risiko für bisphosphonatassoziierte atypische Frakturen assoziiert. Die ossäre Wirkung von Alendronat (5 mg/d, p. o.) konnte im Hinblick auf die Knochendichte durch die adjuvante Supplementierung von Vitamin K_2 (45 mg MK-4/d, p. o.) bei postmenopausalen Frauen verbessert werden.
- Aufgrund der höheren Bioverfügbarkeit von MK-7 und der effizienteren Carboxylierung extrahepatischer (z. B. Osteocalcin) und hepatischer Proteine (z. B. Prothrombin) kann die Supplementierung von täglich 2–4 µg MK-7 pro kg KG empfohlen werden.

26

Präparatebeispiele

K2-form 100 mk-7⁺ (Kps), Biogena Vitamin K_2 100 (Kps), D-Form® 2000 k2⁺ (Kps), aminoplus® osteo (Gra), Osteo-in-form® multi⁺ (Kps), Biogena Osteo Calcon Komplex Gold (Kps), orthomol® osteo (Gra)

Betroffene Arzneistoffe

Alendronsäure, Etidronsäure, Ibandronsäure, Risedronsäure

26.3 Bisphosphonate und orale Mineralstoffe

Mineralstoffe (z. B. Calcium, Magnesium, Eisen, Aluminium) vermindern die Resorption von Bisphosphonaten

Mechanismus

Mineralstoffe Bildung schwer resorbierbarer Mineralstoff-Bisphosphonat-Komplexe bei gleichzeitiger Einnahme

Folgen

Bisphosphonate Verminderte Resorption, Bioverfügbarkeit (bis zu 60 %) und Wirksamkeit von Bisphosphonaten (z. B. Alendronat, Etidronat, Risedronat)

Hinweis

- Ein mehrstündiger Einnahmeabstand (≥ 2 h) zwischen Mineralstoffen (Mineralstoffpräparate, Nahrungsmittel) und Bisphosphonaten sollte eingehalten werden.
- Alendronat und Risedronat morgens nüchtern (mindestens 30 Minuten vor der ersten Mahlzeit) nach dem Aufstehen mit einem vollen Glas mineralstoffarmes Wasser einnehmen. Anschießend 30 Minuten nicht hinlegen.
- Supplementierung von knochenwirksamen Mikronährstoffen wie Calcium (z. B. 1500 mg/d, p. o.) und Vitamin D (z. B. 2000 IE/d, p. o.) ist in jedem Fall empfehlenswert (Einnahmeabstand zu Bisphosphonaten!).

Betroffene Arzneistoffe

Alendronsäure, Calcium, Eisen, Etidronsäure, Ibandronsäure, Magnesium, Risedronsäure, Zink

26.4 Strontiumranelat und Calcium

Calcium verringert die Resorption von Strontiumranelat

Mechanismus

Calcium Störung und Verringerung der Strontiumranelat-Resorption

Folgen

Strontiumranelat Verminderte Resorption, Bioverfügbarkeit und Wirksamkeit von Strontiumranelat

Hinweis

- Ein mehrstündiger Einnahmeabstand (≥ 2 h) zwischen Calcium (Mineralstoffpräparate, Nahrungsmittel) und Strontiumranelat sollte eingehalten werden.
- Calcium und calciumhaltige Nahrungsmittel (z. B. Milch) können die Bioverfügbarkeit von Strontiumranelat um bis zu 70 % verringern.
- Unter Therapie mit Strontiumranelat sollte der 25-OH-D-Status labordiagnostisch überprüft (Zielwert: 40–60 ng/ml) und entsprechend kompensiert (40–60 IE Vitamin D pro kg KG/d, p. o.) werden. Eine optimale ossäre Calciumutilisation ist erst ab 25-OH-D-Spiegeln von ≥ 32 ng/ml bzw. ≥ 80 nmol/l zu erwarten.

Betroffene Arzneistoffe

Calcium, Strontiumranelat

27 Psychopharmaka

27.1 Trizyklische Antidepressiva und Vitamin B_2

A

Vitamin-B_2-Mangel durch trizyklische Antidepressiva

Mechanismus

Trizyklische Antidepressiva Hemmung der Riboflavinkinase (→ Flavinantagonismus: Aktivierung in coenzymatisch aktive Form FAD ↓), renale Riboflavinexkretion ↑

Folgen

Vitamin B_2 Riboflavinstatus ↓ (→ Aktivierung der erythrozytären Glutathion-Reduktase nach Stimulierung mit FAD: > 1,2), Riboflavinmangel
Mangelsymptome Müdigkeit, Muskelschwäche, Mundwinkelrhagaden, Ekzeme, Entzündungen der Mundschleimhaut, seborrhoische Dermatitis (Nasolabialfalte), Neuropathien

Hinweis

- Unter der Einnahme trizyklischer Antidepressiva ist Supplementierung von Riboflavin (z. B. 5 mg tgl., p. o.) in Form eines Vitamin-B-Komplexes empfehlenswert.
- Bei Riboflavinmangel sind zur Aufsättigung der reduzierten Körperspeicher höhere Dosierungen (z. B. 25–100 mg tgl., p. o.) erforderlich.

Präparatebeispiele

BVK® Roche plus C forte, Dreisavit® N, Vitamin B-Komplex-ratiopharm®, Vitamin B_2 10 mg Jenapharm®

Betroffene Arzneistoffe

Amitriptylin, Amitriptylinoxid, Clomipramin, Doxepin, Trimipramin

27.2 Trizyklische Antidepressiva und Coenzym Q_{10}

M

Coenzym-Q_{10}-Mangel durch trizyklische Antidepressiva wie Amitriptylin

Mechanismus

Trizyklische Antidepressiva Trizyklische Antidepressiva (z. B. Amitriptylin) interferieren mit Coenzym-Q_{10}-abhängigen mitochondrialen Enzymkomplexen der Atmungskette wie z. B. NADH: CoenzymQ_{10}-Oxidoreduktase, Succinat:Coenzym-Q_{10}-Oxidoreduktase

Folgen

Coenzym Q_{10} Abfall der Coenzym-Q_{10}-Serumspiegel (< 1,2 µg/ml), Steigerung der Lipidperoxidation, Risiko für Störungen des mitochondrialen Energiestoffwechsels (z. B. Herzmuskel: möglicherweise proarrhythmische Effekte, EKG-Veränderungen)
Mangelsymptome Müdigkeit, Muskelschwäche, Neuropathien, kardiovaskuläre Störungen 27

Hinweis

- Unter der Einnahme trizyklischer Antidepressiva ist Supplementierung von Coenzym Q_{10} (z. B. 100 mg tgl., p. o.) empfehlenswert.

Präparatebeispiele

Quinomit® Q_{10} MSE (Kps), Coenzym Q_{10} Support (Kps), Quinomit Q_{10} fluid MSE (Tro), Pure encapsulations® CoQ_{10} 120 mg (Kps), Biogena Coenzym Q_{10} active Gold Ubiquinol (Kps), Pure encapsulations® Ubiquinol-QH 50 mg (Kps)

Betroffene Arzneistoffe

Amitriptylin, Amitriptylinoxid, Clomipramin, Doxepin, Trimipramin

27.3 Neuroleptika (Phenothiazine) und Vitamin B_2

A

Vitamin-B_2-Mangel durch Phenothiazine

Mechanismus

Phenothiazine Hemmung der Riboflavinkinase (→ Flavinantagonismus: Aktivierung in coenzymatisch aktive Form FAD ↓), renale Riboflavinexkretion ↑

Folgen

Vitamin B_2 Riboflavinstatus ↓ (→ Aktivierung der erythrozytären Glutathion-Reduktase nach Stimulierung mit FAD > 1,2), Riboflavinmangel
Mangelsymptome Müdigkeit, Muskelschwäche, Mundwinkelrhagaden, Ekzeme, Entzündungen der Mundschleimhaut, seborrhoische Dermatitis (Nasolabialfalte), Neuropathien

Hinweis

- Unter der Einnahme von Phenothiazinen ist Supplementierung von Riboflavin (z. B. 5 mg tgl., p. o.) in Form eines Vitamin-B-Komplexes empfehlenswert.
- Bei Riboflavinmangel sind zur Aufsättigung der reduzierten Körperspeicher höhere Dosierungen (z. B. 25–100 mg tgl., p. o.) erforderlich.

Präparatebeispiele

BVK Roche plus C forte, Dreisavit N, Vitamin B-Komplex-ratiopharm, Vitamin B_2 10 mg Jenapharm

Betroffene Arzneistoffe

Chlorprothixen, Fluphenazin, Levomepromazin, Perazin, Promethazin

27.4 Atypische Neuroleptika und Antioxidanzien

Atypische Neuroleptika (z. B. Clozapin) induzieren oxidativen Stress

Mechanismus

Atypische Neuroleptika Interaktion mit der Aktivität der SOD (abhängig von Kupfer/Zink, Mangan) und GSH-Px (abhängig von Selen), Selenblutspiegel ↓

Folgen

Oxidativer Stress Lipidperoxidation↑, erhöhtes Risiko für Nebenwirkungen (z. B. diabetogene Wirkung, immunologische und kardiovaskuläre Störungen)

Hinweis

Generell sollten schizophrene Patienten, die mit atypischen Neuroleptika (z. B. Olanzapin) behandelt werden, auf eine gute Versorgung mit antioxidativen Vitaminen (z. B. 500 IE Vitamin E/d, p. o.), Vitaminoiden (z. B. 100 mg Coenzym Q_{10}/d, p. o.) und Mineralstoffen wie Selen, Kupfer, Mangan und Zink, achten. Der Selenstatus im Vollblut sollte in jedem Fall labordiagnostisch objektiviert werden (Zielwert: 130–155 µg/l). Das Gleiche trifft auf den 25-OH-D-Status zu (Zielwert: 40–60 ng/ml).

Präparatebeispiele

selenase® 200 XXL (Tbl), Quinomit® Q10 MSE (Kps), Q10 Bio-Qinon® Gold 100 mg (Kps), AntiOx-in-form® multi+ (Kps), Pure encapsulations® AntiOxidant Formel (Kps).

Betroffene Arzneistoffe

Clozapin, Olanzapin, Quetiapin, Sertindol, Ziprasidon

27.5 Serotonin-Wiederaufnahmehemmer (SSRI) und L-Tryptophan

Serotoninsyndrom – Kombination meiden!

Mechanismus

Kombination Additive serotonerge Wirkung bei Kombination von SSRI mit L-Tryptophan (→ L-Tryptophan bzw. 5-HTP = Vorläufer von Serotonin)

Folgen

Serotoninsyndrom Starker Blutdruckanstieg, Erregung, Unruhe, Tremor, Hyperthermie, Delirium, Diarrhö, Koma, Myoklonie, in schweren Fällen mit Blutdruckabfall, Schock und Koma; zum Teil letaler Verlauf

Hinweis

- Die kombinierte Gabe von SSRI (z. B. Fluoxetin, Citalopram, Paroxetin) mit L-Tryptophan (auch 5-HTP) in höherer Dosierung (> 1000 mg L-Tryptophan/Tag, p. o.) ist aufgrund schwerer Nebenwirkungen (z. B. Schock, Koma) zu vermeiden!
- Wird L-Trypophan oder 5-HTP unter einer Therapie mit SSRI eingesetzt, sollte die SSRI-Dosierung zuvor unter ärztlicher Kontrolle (auch labordiagnostische Kontrolle, z. B. Serotonin) langsam ausgeschlichen oder angepasst werden.

Betroffene Arzneistoffe

Citalopram, Escitalopram, Fluoxetin, L-Tryptophan, 5-Hydroxytryptophan (5-HTP), Paroxetin, Sertralin

27.6 Monoaminoxidase-Hemmer und L-Tryptophan

M

Serotoninsyndrom – Kombination meiden!

Mechanismus

Kombination Additive serotonerge Wirkung bei Kombination von MAO-Hemmern mit L-Tryptophan (→ L-Tryptophan bzw. 5-HTP = Vorläufer von Serotonin)

Folgen

Serotoninsyndrom Starker Blutdruckanstieg, Erregung, Unruhe, Tremor, Hyperthermie, Delirium, Diarrhö, Koma, Myoklonie, in schweren Fällen mit Blutdruckabfall, Schock und Koma; zum Teil letaler Verlauf

Hinweis

- Die kombinierte Gabe von MAO-Hemmern (z. B. Tranylcypromin) mit L-Tryptophan (auch 5-HTP) in höherer Dosierung ist aufgrund schwerer Nebenwirkungen (z. B. Schock, Koma) zu vermeiden!

Betroffene Arzneistoffe

L-Tryptophan, Moclobemid, Tranylcypromin, 5-Hydroxytryptophan (5-HTP)

27.7 Serotonin-Wiederaufnahmehemmer (SSRI) und Folsäure

M

Folsäuremangel beeinträchtigt die Wirksamkeit von SSRI

Mechanismus

Folsäuremangel Verfügbarkeit von Serotonin im ZNS ↓, Störungen SAM-abhängiger Methylierungen (Neurotransmittersynthese)

Depressive Patienten weisen häufig einen unzureichenden Folsäure- und Vitamin-B_{12}-Status auf.

Folgen

SSRI SSRI-Resistenz ↑, Responderrate auf SSRI-Therapie ↓
Homocystein Milde Hyperhomocyteinämie (Hcy-Plasmaspiegel $\geq 10\,\mu mol/l$)

> **Hinweis**
> - Unter Therapie mit SSRI sollte der Folsäure- und Vitamin-B_{12}-Status sowie die Homocystein-Plasmaspiegel kontrolliert werden (am besten ab dem Zeitpunkt der Diagnosestellung!).
> - Eine regelmäßige Supplementierung von Folsäure (z. B. 1 mg tgl., p. o.) in Kombination mit Vitamin B_{12} (z. B. 500 µg tgl. p.o.) und Vitamin B_6 kann die Response auf eine SSRI-Therapie steigern.

Präparatebeispiele

B12 direct (Lta), BVK® Roche plus C forte, Folgamma®, Medyn® forte, vaso-loges® 800, B_{12} Folate E (Kps)

Betroffene Arzneistoffe

Citalopram, Escitalopram, Fluoxetin, Paroxetin, Sertralin

27.8 Methylphenidat und Magnesium

Magnesium unterstützt die Therapie hyperkinetischer Verhaltensstörungen

Mechanismus

Magnesium Regulierung des Glucose- und Energiestoffwechsels im ZNS, natürlicher NMDA-Rezeptor-Antagonismus (→ exzitatorische Neurotransmitter wie Glutamat binden an NMDA-Rezeptoren), verminderte Ausschüttung von Stresshormonen, muskelrelaxierende Wirkung

Folgen

Magnesiumstatus Normalisierung des Erythrozyten-Magnesium (≥ 2,25 mmol/l)

ZNS Harmonisierung der Signalübertragung im Neurotransmitterstoffwechsel (z. B. Monoamine), verminderte Vulnerabilität gegenüber exzitatorischen Neurotransmittern (z. B. Glutamat) → Steigerung der Stressresistenz, Reduktion von Stimmungsschwankungen, Verminderung der hyperkinetischen Verhaltensstörungen (z. B. Hyperaktivität, Impulsivität)

Hinweis

- Die Supplementierung von Magnesium (6–10 mg Magnesium/kg KG/d, p. o., z. B. als Citrat, Orotat, Taurat) kann die Wirksamkeit von Methylphenidat bei hyperkinetischen Verhaltensstörungen verbessern (und zum Teil den Bedarf an Psychostimulanzien deutlich verringern).
- Kinder mit hyperkinetischer Verhaltensstörung weisen häufig einen Magnesiummangel auf (→ erythrozytäre Magnesiumspiegel < 2,2 mmol/l). Eine Magnesiumtherapie hat einen günstigen Einfluss auf verschiedene ADHS-Symptome (z. B. Hyperaktivität, Impulsivität, Stimmungsschwankungen).
- Neben der labordiagnostischen Objektivierung des Magnesiumstatus sollte auch der Status anderer Mikronährstoffe wie Omega-3-Fettsäuren (z. B. Omega-3-Index), Eisen (Ferritin), Zink und Vitamin B_6 kontrolliert und gegebenenfalls kompensiert werden.

Präparatebeispiele

Magnesium Support heliopharm (Kps), Magnesium Verla® 300 (Gra), Pure encapsulations® Magnesium (Kps), magnerot® classic N (Tbl), Magnesium Diasporal® 400 (Gra), Magnesioform® 300 forte (Kps), Fokus IQ Dr. Keller (Kps)

Betroffene Arzneistoffe

Methylphenidat

27.9 Methylphenidat und Omega-3-Fettsäuren (EPA/DHA)

EPA/DHA unterstützen die Therapie hyperkinetischer Verhaltensstörungen

Mechanismus

EPA/DHA Regulierung der neuronalen Glucoseaufnahme und -utilisation, Entwicklung von Hirn- und Nervenzellen, Beeinflussung des Neurotransmitterstoffwechsels im ZNS (z. B. Dopamin), Fluidität und Stabilität der Nervenzellmembranen, Verbesserung der zerebralen Durchblutung

Folgen

ZNS Harmonisierung der Signalübertragung im Neurotransmitterstoffwechsel (z. B. Dopamin) → Verbesserung der kognitiven Leistungsfähigkeit (z. B. Lese- und Sprechfähigkeit), Reduktion von Stimmungsschwankungen, Verminderung der hyperkinetischen Verhaltensstörungen (z. B. impulsives Handeln)

Hinweis

- Die Supplementierung von EPA/DHA und Gammalinolensäure (GLA) (z. B. 500 mg DHA und 180 mg EPA und 100 mg GLA/d, p. o.) kann die Wirksamkeit von Methylphenidat bei hyperkinetischen Verhaltensstörungen verbessern (und zum Teil den Bedarf an Psychostimulanzien deutlich verringern).
- Kinder mit hyperkinetischer Verhaltensstörung weisen häufig einen diätetischen Mangel an langkettigen Omega-3-Fettsäuren auf. In zahlreichen Studien hatte die Supplementierung von EPA/DHA (z. B. 30–60 mg/kg KG/d, p. o.) einen günstigen Einfluss auf die ADHS-Symptomatik (z. B. Hyperaktivität, Impulsivität, kognitive Leistungsfähigkeit, Stimmungsschwankungen).
- Neben der labordiagnostischen Objektivierung des Fettsäurestatus (z. B. Omega-3-Index, AA:EPA-Ratio) sollte auch der Status anderer Mikronährstoffe wie Magnesium (Erythrozyten), Eisen (Ferritin), Zink und Vitamin B_6 kontrolliert und gegebenenfalls kompensiert werden.

Präparatebeispiele

OrthoDoc® Omega 3 (Kaukps), Eicosamax® Liquid (Lsg), San Omega 3 Total (Lsg), EnzOmega® 700 MSE (Kps), Pur 3 (Kps), MorEPA smart fats (Kps), Pure encapsulations® EPA/DHA essentials (Kps), omega3-loges® (Kps), Biogena Omega-3 forte (Kps), Omegaform® 375 epa-konzentrat+ (Kps), Fokus IQ Dr. Keller (Kps)

Betroffene Arzneistoffe

Methylphenidat

27.10 Methylphenidat und Zink

M

Zink unterstützt die Therapie hyperkinetischer Verhaltensstörungen

Mechanismus

Zink Modulierende Funktionen auf verschiedene Neurotransmitter (z. B. Dopamin) im Gehirn, Inhibitor des Dopamin-Transporters; Regulierung der neuronalen Glucoseutilisation (→ psychologische Symptome bei Zinkmangel, z. B. Aggressivität, Reizbarkeit)

Folgen

ZNS Harmonisierung der Signalübertragung im Neurotransmitterstoffwechsel (z. B. Dopamin), Unterstützung des neuronalen Energiestoffwechsels → Verminderung der hyperkinetischen Verhaltensstörungen (z. B. Impulsivität, Hyperaktivität)

Hinweis

- Die Supplementierung von Zink (10–15 mg/d, p. o.) kann die Wirksamkeit von Methylphenidat bei hyperkinetischen Verhaltensstörungen verbessern und den Bedarf an Psychostimulanzien verringern.
- Kinder mit hyperkinetischer Verhaltensstörung weisen häufig einen diätetischen Mangel an Zink auf. In Studien hatte die Supplementierung von Zink einen günstigen Einfluss auf die ADHS-Symptomatik (z. B. Hyperaktivität, Impulsivität, kognitive Leistungsfähigkeit) und die Wirksamkeit von Methylphenidat.
- Die labordiagnostische Objektivierung des Mikronährstoffstatus sowie die Kompensation von Mikronährstoffdefiziten sollte bei hyperkinetischen Verhaltensstörungen die Grundlage jeder Therapie sein → Auswahl von Laborparametern: Omega-3-FS (Omega-3-Index), Magnesium (Erythrozyten), Eisen (Ferritin), Zink (Vollblut) und Vitamin B_6 (Vollblut).

Präparatebeispiele

Zinkorot® 25 (Tbl), Zink Support heliopharm (Kps), Zinkotase® (Fta), Orthodoc® Zink Kps), Curazink® (Kps), Zinkamin-Falk® (Kps), Unizink® 50 (Tbl), Cefazink® 20 (Fta), Pure encapsulations® Zink (Kps), Zinkform® 15+ (Kps), Zinkletten Verla® (Lta), Fokus IQ Dr. Keller (Kps)

Betroffene Arzneistoffe

Methylphenidat

28 Parkinsonmittel

28.1 Levodopa und Vitamin B_6

Wirksamkeitsverlust von L-Dopa durch Vitamin B_6

Mechanismus

Vitamin B_6 Steigerung der L-Dopa-Decarboxylaseaktivität (Vitamin B_6 = Coenzym von L-Aminosäure-Decarboxylasen)

Folgen

L-Dopa Abbau von L-Dopa in der Peripherie möglich ↑ (→ Wirkungsverlust), Nebenwirkungsrate ↑ (z. B. Übelkeit, Erbrechen, Herzrhythmusstörungen)

Parkinson Verschlechterung des Krankheitsbilds (z. B. Zunahme der Minus-Symptome wie Akinese)

Hinweis

- Parkinsonpatienten, die mit Levodopapräparaten (z. B. Madopar) therapiert werden, sollten Vitamin B_6 ohne ärztliche Rücksprache nicht in pharmakologischen Dosierungen einnehmen.
- Obwohl die Kombination von Levodopa mit einem Decarboxylasehemmer (z. B. Carbidopa, Benserazid) das Interaktionspotenzial abschwächt, sollte Vitamin B_6 **nicht** ohne ärztliche Rücksprache in hohen Dosierungen (z. B. 50 mg tgl., p. o.) eingenommen werden!

Betroffene Arzneistoffe

Levodopa, Levodopa plus Benserazid, Levodopa plus Carbidopa, Vitamin B_6

28.2 Carbidopa, Benserazid und Vitamin B_6

Carbidopa und Trihydroxybenzylhydrazin (= aktiver Metabolit von Benserazid) hemmen die coenzymatische Wirkung von Pyridoxal-5'-Phosphat (P-5'-P)

Mechanismus

Carbidopa, Benserazid Irreversible Bindung an und permanente Deaktivierung von P-5'-P und P-5'-P-abhängigen Enzymen

Folgen

P-5'-P Depletion von P-5'-P und Beeinträchtigung von über 300 P-5'-P-abhängigen Enzymen und Proteinen

Risiko für Depressive Verstimmungen, Unruhe, Schlaflosigkeit, Muskelatrophie, Muskelschwäche, Anämie, Demyelinisierung, Tremor, Neuropathien, Immundepression, Prostatakarzinom, Mortalität

Hinweis

Es ist nicht auszuschließen, dass die Zunahme der Mortalität unter Parkinsonpatienten von 1976 bis 2011 (~ 328 %) mit der zunehmenden Verordnung von Carbidopa und den Störungen im Vitamin-B_6-Haushalt zusammenhängt. Über die Störung im Stoffwechsel von P-5'-P könnte Carbidopa auch zu L-Dopa-induzierten Tachyphylaxien (Toleranzentwicklung) und On-off-Phänomen beitragen.

Bei Parkinsonpatienten sollte man auf eine gute Versorgung mit Vitamin B_6 (z. B. 5 mg P-5'-P/d, p. o.) achten, um dem medikationsbedingten Mangel vorzubeugen. In hohen Dosierungen (z. B. 100 mg Vitamin B_6/d, p. o.) kann Vitamin B_6 allerdings die Wirkung von L-Dopa trotz Decarboxylasehemmer abschwächen.

28

Betroffene Arzneistoffe

Levodopa plus Benserazid, Levodopa plus Carbidopa

28.3 Levodopa und Vitamin B_{12}

L-Dopa steigert den Bedarf an Vitamin B_{12} bei Parkinsonpatienten

Mechanismus

L-Dopa L-Dopa wird im Stoffwechsel von der Catechol-O-Methyltransferase (COMT) abgebaut. Cosubstrat der COMT ist S-Adenosylmethionin (SAM), für dessen Synthese im Methylierungszyklus Vitamin B_{12} und Folsäure gebraucht werden

Folgen

Vitamin B_{12} Depletion → Unterversorgung an Vitamin B_{12}: Störung Vitamin-B_{12}-abhängiger Stoffwechselprozesse
Risiko für Appetitlosigkeit, depressive Verstimmungen, Schlaflosigkeit, Sehstörungen, Immundepression, Muskelschwäche, Anämie, Demyelinisierung, Hirnatrophie, kognitive Störungen, Demenz, Muskelatrophie mit Gangunsicherheit, Neuropathien

Hinweis

Bei Parkinsonpatienten sollte mindestens einmal pro Jahr der Vitamin-B_{12}-Haushalt anhand aussagekräftiger Laborparameter (z. B. Holo-Transcobalamin, Methylmalonsäure) kontrolliert und entsprechend kompensiert werden. Auch der Homocysteinspiegel im Plasma (Zielwert: <10 µmol/l) und der 25-OH-D-Wert im Blutserum (Zielwert: 40–60 ng/ml) sollten kontrolliert und entsprechend kompensiert werden!

Präparatebeispiele

B12 direct plus heliopharm (Lta), B_{12} Ankermann® (Tbl), Pure encapsulations® B12 Folate E (Kps), Orthodoc® Vitamin B12 (Lta), vaso-loges® S (Tbl), B_{12} Ankermann 1000 µg Ampullen® (Amp), Medyn® forte (Kps), Vitamin B12 Depot Hevert® (Amp), Vitamin B12-Depot Injektopas® 1500 µg (Amp).

Betroffene Arzneistoffe

Levodopa plus Benserazid, Levodopa plus Carbidopa

28.4 Levodopa und Homocystein

Anstieg der Homocysteinspiegel unter Levodopa

Mechanismus

L-Dopa Levodopa ist Substrat für S-Adenosyl-Methionin(SAM)-abhängige Methylierungen, Beeinträchtigung des Vitamin-B_{12}-Status

Folgen

Homocystein Milde Hyperhomocysteinämie (Hcy-Plasmaspiegel: ≥ 10 µmol/l), potenziell erhöhtes Risiko für kardiovaskuläre und atherothrombotische Ereignisse sowie für vaskuläre Demenz

Hinweis

- Unter der Therapie mit Levodopa sollte regelmäßig (alle sechs Monate) der Homocystein-Plasmaspiegel kontrolliert werden! Zur Therapie einer Hyperhomocysteinämie werden vor allem Vitamin B_{12} (z. B. 500 µg tgl., p. o.) und Folsäure (z. B. 0,4 mg 5-CH_3-THF tgl., p. o.) empfohlen.
- Unter präventiven Aspekten ist eine regelmäßige Supplementierung von Folsäure (z. B. 0,4–2 mg tgl.), Vitamin B_{12} (z. B. 50–500 µg tgl.) und Vitamin B_6 (► Kap. 28.1) empfehlenswert.

Präparatebeispiele

B_{12} Ankermann® 1000 µg, B_{12} direct, Folbene®, Folgamma®, Fol Plus®

Betroffene Arzneistoffe

Levodopa plus Benserazid, Levodopa plus Carbidopa

28.5 Levodopa und Coenzym Q_{10}

Levodopa kann den Bedarf an Coenzym Q_{10} steigern

Mechanismus

L-Dopa Dopaminabbau über MAO-B bzw. Autoxidation von Dopamin führt zur Bildung von Wasserstoffperoxid (→ oxidativer Stress), Störungen im mitochondrialen Energiestoffwechsel

Folgen

ZNS Abfall der Antioxidanzienspiegel im Plasma und Zerebrospinalflüssigkeit (z. B. Coenzym Q_{10}, Vitamin E, Vitamin C und GSH)
Antioxidanzien Potenziell erhöhter Bedarf

Hinweis

- Der adjuvante Einsatz antioxidativ und neuroprotektiv wirksamer Mikronährstoffe wie Coenzym Q_{10} (5–20 mg/kg KG tgl., p. o.) sollte bei Parkinsonpatienten so früh wie möglich (ab Diagnose) erfolgen.
- Antioxidanzien stellen eine pathogenetisch sinnvolle Ergänzung zur herkömmlichen Therapie des Parkinson-Syndroms dar und können dazu beitragen die Krankheitsprogression zu verlangsamen.

Präparatebeispiele

Quinomit® Q_{10} MSE (Kps), Coenzym Q_{10} Support (Kps), Quinomit Q_{10} fluid MSE (Tro), Pure encapsulations® CoQ_{10} 120 mg (Kps), Biogena Coenzym Q_{10} active Gold Ubiquinol (Kps), Pure encapsulations® Ubiquinol-QH 50 mg (Kps)

Betroffene Arzneistoffe

Levodopa plus Benserazid, Levodopa plus Carbidopa

28.6 Levodopa und Eisen

Eisen vermindert die Resorption von L-Dopa

Mechanismus

Eisen Komplexbildung zwischen Eisen und L-Dopa im Gastrointestinaltrakt (→ pharmakokinetische Veränderungen von L-Dopa)

Folgen

L-Dopa Verminderte Resorption und orale Bioverfügbarkeit von L-Dopa (→ Wirksamkeitsverlust von L-Dopa)

Hinweis

- Die gleichzeitige Einnahme von Eisensalzen (z. B. Eisensulfat) und anderen Mineralstoffpräparaten mit L-Dopa ist zu vermeiden (→ mehrstündiger Einnahmeabstand, 2–3 h).
- Eisensulfat erniedrigt die maximale Plasmakonzentration und die AUC von L-Dopa um 30–50 %.
- Der Eisenstatus sollte in jedem Fall anhand aussagekräftiger Werte (z. B. löslicher Transferrin-Rezeptor, Ferritin) überprüft und entsprechend kompensiert werden, da Eisen auch Cofaktor des Enzyms Tyrosin-Hydroxylase ist, welches L-Tyrosin in L-Dopa umwandelt.

Betroffene Arzneistoffe

Eisen(II)-sulfat, Eisen(II)-sulfat plus Folsäure, Eisen(II)-sulfat plus Folsäure plus B_{12}, Levodopa plus Benserazid, Levodopa plus Carbidopa

28.7 Entacapon und Eisen

R

Eisen vermindert die Resorption von Entacapon

Mechanismus

Eisen Komplexbildung zwischen Eisen und Entacapon im Gastrointestinaltrakt (→ pharmakokinetische Veränderungen von Entacapon)

Folgen

Entacapon Verminderte Resorption und orale Bioverfügbarkeit von Entacapon (→ Wirksamkeitsverlust von Entacapon)

Hinweis

- Der Eisenstatus sollte in jedem Fall anhand aussagekräftiger Werte (z. B. löslicher Transferrin-Rezeptor, Ferritin) überprüft und entsprechend kompensiert werden, da Eisen auch Cofaktor des Enzyms Tyrosin-Hydroxylase ist, welches L-Tyrosin in L-Dopa umwandelt.
- Die gleichzeitige Einnahme von Eisensalzen (z. B. Eisensulfat) und anderen Mineralstoffpräparaten mit Entacapon ist zu vermeiden (→ mehrstündiger Einnahmeabstand, 2–3 h).

Betroffene Arzneistoffe

Eisen(II)-sulfat, Eisen(II)-sulfat plus Folsäure, Eisen(II)-sulfat plus Folsäure plus B_{12}, Entacapon, Entacapon plus Levodopa plus Carbidopa

29 Schilddrüsentherapeutika

29.1 L-Thyroxin und Selen

M

Selen optimiert den Schilddrüsenhormonstoffwechsel

Mechanismus

Selen Selenocystein katalysiert Deiodierung des Prohormons Thyroxin/ T_4 zum aktiven 3,3',5-Triiodothyronin/T_3 (→ Enzym: Deiodase Typ 1) Cofaktor der GSH-Peroxidase-und Thioredoxin-Reduktase: Entgiftung von ROS und Vorbeugung von Entzündungsprozessen

Das Verhältnis von T_4 zu T_3 erhöht sich bei unzureichendem Selenstatus, mit der Folge von Schilddrüsenfunktionsstörungen.

Folgen

Levothyroxin Verbesserung der therapeutischen Wirksamkeit durch Selen (→ zum Teil Dosiseinsparung möglich)
Schilddrüse Schutz vor oxidativen und entzündlichen Schäden durch H_2O_2 ↑ (Selen: GSH-Peroxidase-und Thioredoxin-Reduktase-Aktivität ↑)

29

Hinweis

- Bei Schilddrüsenhormontherapie sollte grundsätzlich der Selenstatus labordiagnostisch objektiviert werden (→ Vollblutspiegel: 130–155 µg/l) und bei Mangel durch individuelle Supplementierung von Natriumselenit kompensiert bzw. optimiert werden. In klinischen Studien an Menschen mit niedrigem Selenstatus konnte gezeigt werden, dass nach Supplementierung von Selen, als Ausdruck der verstärkten Umwandlung von T_4 in T_3, der T_4-Spiegel abnahm.

- Durch die Behebung eines vorhandenen Selenmangels kann die Autoimmunthyreoiditis, ob Über- oder Unterfunktion, positiv beeinflusst werden. Zahlreiche Studien zeigen, dass dauerhafte und ausreichend hohe Selengaben (2–3 µg Selen pro kg KG pro Tag) sowohl die Antikörperbildung als auch die Entzündung reduzieren und die Lebensqualität der Betroffenen deutlich verbessern. Insbesondere bei Schwangeren mit bereits erhöhten Antikörperspiegeln ist eine adäquate Supplementierung von Selen wichtig, um das Risiko einer Hypothyreose und Postpartum-Thyreoiditis zu senken.
- Patienten mit Hashimoto-Thyreoiditis weisen häufig auch eine Typ-A-Gastritis auf. Bei der Typ A Gastritis bildet der Körper Antikörper gegen die Belegzellen. Normalerweise produzieren diese Zellen Magensäure und einen Transportfaktor namens Intrinsic-Faktor. Magensäure und Intrinsic-Faktor sind für die Aufnahme von Vitamin B_{12} aus der Nahrung notwendig. Fehlt der Intrinsic-Faktor kann sich ein Vitamin-B_{12}-Mangel entwickeln. Da ein Vitamin-B_{12}-Mangel zur Hirnatrophie und schweren Nervenschäden führen kann, sollte der Vitamin-B_{12}-Haushalt bei allen Patienten mit Hashimoto-Thyreoiditis in jedem Fall ärztlich abgeklärt und durch orale hoch dosierte Supplementierung (z. B. 1000 µg Vitamin B_{12}/Tag) oder intramuskuläre Gabe von Vitamin B_{12} ausgeglichen werden.
- Auch der 25-OH-D-Status sollte kontrolliert und kompensiert werden.

Präparatebeispiele

selenase® 100 peroral, selenase® 300 RP, Cefasel 200 nutri® Selen-Tabs, Cefasel® 300 µg, selen-loges 300 µg, Selenium Support, Optimed® SD (Kps)

Betroffene Arzneistoffe

Levothyroxin, Levothyroxin plus Kaliumiodid, Levothyroxin plus Liothyronin

29.2 L-Thyroxin und Calcium, Eisen

R

Eisen und Calcium vermindern Resorption von Levothyroxin

Mechanismus

Calcium, Eisen Verminderte Resorption von Levothyroxin durch Bindung (Komplexierung) im Gastrointestinaltrakt

Folgen

Levothyroxin Verminderte Bioverfügbarkeit und Wirkung (auch Wirkungsschwankungen) von Schilddrüsenhormonen

Hinweis

- Einnahmeabstand von 1–2 h zwischen Eisen- oder Calciumpräparaten.
- Die gesamte Tagesdosis von Levothyroxin sollte morgens nüchtern, mindestens 30 Minuten vor dem Frühstück mit reichlich Flüssigkeit unzerkaut eingenommen werden.

Betroffene Arzneistoffe

Calcium, Eisen, Levothyroxin, Levothyroxin plus Kaliumiodid, Levothyroxin plus Liothyronin

30 Sexualhormone und Antiestrogene

30.1 Orale Kontrazeptiva und Vitamin B_6

M

Erhöhter Vitamin-B_6-Bedarf durch orale Kontrazeptiva

Mechanismus

Kontrazeptiva Erhöhter Bedarf, Abfall der Vitamin-B_6-Serumspiegel (→ Störungen im Tryptophanstoffwechsel), Störung des Vitamin-B_2-Status

Folgen

Vitamin B_6 Estrogeninduzierter Vitamin-B_6-Mangel (→ erhöhte Xanthurensäure-Exkretion nach Tryptophanbelastung)
Homocystein Milde Hyperhomocysteinämie (≥ 10 µmol/l)
Tryptophanstoffwechsel Störungen (→ Serotoninverfügbarkeit im Zentralnervensystem): Kopfschmerzen, Reizbarkeit, depressive Verstimmungen, zum Teil verminderte Glucosetoleranz

Hinweis

- Unter der Einnahme oraler Kontrazeptiva ist die regelmäßige Supplementierung von Vitamin B_6 (z. B. 5 mg tgl., p. o.) in Kombination mit Folsäure (z. B. 0,2 mg 5-CH_3-THF tgl., p. o.), Vitamin B_2 (z. B. 2 mg tgl., p. o.) und Vitamin B_{12} empfehlenswert.
- Der Homocystein-Plasmaspiegel sollte regelmäßig kontrolliert werden (z. B. alle sechs Monate).
- Bei Symptomen eines gestörten Tryptophanstoffwechsels (z. B. depressive Verstimmungen) ist ein therapeutischer Versuch mit pharmakologischen Vitamin-B_6-Dosen (z. B. 100 mg tgl., p. o.) zu empfehlen.
- Neben einer guten Versorgung mit B-Vitaminen sollte auf Mineralstoffe wie Magnesium, Zink und Selen geachtet werden!

Präparatebeispiele

Bonasanit® (Tbl), B6-Vicotrat® 40 mg (Drg), vaso-loges® 800 (Drg), Vitamin B6 20 mg Jenapharm® (Tbl), Medi-con-form® pil (Kps), Biogena nutriFEM® PilloVit B6® (Kps), Nicapur Pillco® (Kps), Optimed® OV (Kps), Gynoprävent® (Kps), AEGS® Kon prevent (Kps)

Betroffene Arzneistoffe

Ethinylestradiol plus Chlormadinonacetat, Ethinylestradiol plus Desogestrel, Ethinylestradiol plus Dienogest, Ethinylestradiol plus Drospirenon, Ethinylestradiol plus Levonorgestrel

30.2 Orale Kontrazeptiva und Folsäure

Orale Kontrazeptiva stören die Folsäureresorption

Mechanismus

Kontrazeptiva Störung der Folsäureresorption und -utilisation (→ intestinale Dekonjugation von Folsäurepolyglutamaten im Darm ↓)

Folgen

Folsäure Risiko für Folsäuremangel (Serum-Folat < 3,5 ng/ml, Erythrozyten-Folat < 250 ng/ml)
Symptome Blässe, Vergesslichkeit, Schlaflosigkeit, Reizbarkeit, depressive Verstimmungen, Risiko für zytologische Veränderungen im Zervixschleim (zervikale Dysplasie)
Homocystein Milde Hyperhomocysteinämie (Hcy-Plasmaspiegel: ≥ 10 µmol/l)

Hinweis

- Ein Folsäuremangel kann bis zu einem halben Jahr nach Absetzen der Kontrazeptiva andauern und sich dementsprechend nachteilig auf eine Schwangerschaft auswirken!

- Bei Einnahme oraler Kontrazeptiva sollte regelmäßig eine Kombination von Folsäure (z. B. 0,4 mg 5-CH_3-THF tgl., p. o.) mit Vitamin B_2, B_6 und B_{12} eingenommen werden.
- Der Homocystein-Plasmaspiegel sollte regelmäßig kontrolliert werden (z. B. alle sechs Monate). Die Häufigkeit eines Folsäuremangels bei Frauen, die orale Kontrazeptiva benutzen, wird über 20 % geschätzt.
- In einer aktuellen Studie an 90 gesunden jungen Frauen hatten diejenigen, die orale Kontrazeptiva einnahmen, mit 13,2 µmol/l, einen signifikant erhöhten Homocysteinspiegel im Blut, gegenüber den Frauen, die keine Antibabypille einnahmen. Der Homocysteinspiegel der Nicht-Pillen-Anwenderinnen lag mit 7,3 µmol/l im Normalbereich (Homocystein im Blutplasma: 5–9 µmol/l).

Präparatebeispiele

Pure encapsulations® B12 Folate E (Kps), B12 direct plus heliopharm (Lta), Medi-con-form® pil (Kps), Optimed® OV (Kps), Pure encapsulations® B-Komplex plus (Kps), Biogena nutriFEM® PilloVit B6® (Kps), Nicapur Pillco® (Kps), Gynoprävent® (Kps), AEGS® Kon prevent (Kps)

Betroffene Arzneistoffe

Ethinylestradiol plus Chlormadinonacetat, Ethinylestradiol plus Desogestrel, Ethinylestradiol plus Dienogest, Ethinylestradiol plus Drospirenon, Ethinylestradiol plus Levonorgestrel

30.3 Orale Kontrazeptiva und Magnesium

Orale Kontrazeptiva stören die Magnesiumutililsation

Mechanismus

Kontrazeptiva Störung der Magnesiumverwertung, erhöhte renale Magnesiumausscheidung, erhöhtes Risiko für Anstieg des Ca/Mg-Quotienten > 2: Risiko für atherothrombotische Komplikationen (z. B. Embolien)

Folgen

Magnesium Serumspiegel < 0,8 mmol/l

Mangelsymptome Schlaflosigkeit, Reizbarkeit, Stimmungsschwankungen, depressive Verstimmungen, Migräneanfälle, Brustspannen

Hinweis

- Unter der Einnahme von oralen Kontrazeptiva ist eine regelmäßige Supplementierung von Magnesium (z. B. 300 mg/d, p. o.) empfehlenswert.

Präparatebeispiele

Magnesium Support heliopharm (Kps), Magnesium Verla® 300 (Gra), Pure encapsulations® Magnesium (Kps), magnerot® classic N (Tbl), Magnesium Diasporal® 400 (Gra), Magnesioform® 300 forte (Kps), Siebensalz® Magnesium (Kps), Biogena PilloVit B6® (Kps)

Betroffene Arzneistoffe

Ethinylestradiol plus Chlormadinonacetat, Ethinylestradiol plus Desogestrel, Ethinylestradiol plus Dienogest, Ethinylestradiol plus Drospirenon, Ethinylestradiol plus Levonorgestrel

30.4 Aromatasehemmer und Vitamin D

Vitamin D verringert Nebenwirkungen der Aromatasehemmer

Mechanismus

Vitamin D Ossäre Calciumverwertung, Suppression des Parathormons 30

Folgen

Aromatasehemmer Nebenwirkungsrate ↓ (z. B. Arthralgie-, Fatigue-, Myalgierate)

Bei postmenopausalen Patientinnen mit Hormonrezeptor-positivem Brustkrebs, die sich einer adjuvanten Therapie mit einem Aromatasehemmer (z. B. Letrozol) unterziehen, treten häufig Knochen- und

Gelenkschmerzen (Arthralgien) sowie Fatigue-Symptome auf, was zu einem Therapieabbruch führen kann.

Hinweis

- In einer doppelblinden, randomisierten, placebokontrollierten Studie konnte die adjuvante Gabe von Vitamin D_3 helfen die aromatasehemmerinduzierten Nebenwirkungen zu verringern. Dabei wurden 147 von 160 Patientinnen mit Brustkrebs ausgewertet. Sie erhielten eine Therapie mit Letrozol plus 600 IE Vitamin D_3 und 1200 mg Calcium täglich sowie zusätzlich randomisiert entweder 30 000 IE Vitamin D_3 p. o. pro Woche oder Placebo. Das Ergebnis: Von den Patientinnen, die zusätzlich hoch dosiert Vitamin D_3 (30 000 IE/Woche, p. o.) erhalten hatten, litten nach 24 Wochen signifikant weniger unter Arthralgien (38 % versus 61 %). Auch die Fatigue-Symptome besserten sich unter der Vitamin-D-Supplementierung.
- Vor Therapie mit Aromatasehemmern sollte der 25-OH-D-Status labordiagnostisch überprüft (Zielwert: 40–60 ng/ml) und entsprechend kompensiert (40–60 IE Vitamin D pro kg KG/d, p. o.) werden. Eine optimale Calciumresorption und ossäre Calciumutilisation ist erst ab 25-OH-D-Spiegeln von ≥ 32 ng/ml bzw. ≥ 80 nmol/l zu erwarten.

Präparatebeispiele

Vitamin D3 Support fluid heliopharm (Tro), Pure encapsulations® Vitamin D3 liquid (Tro), Vitagamma® D_3 2000 IE (Tbl), Vitamin D-loges® 5600 IE (Lta), Vitamin D3 MSE® intense 10 000 IE (Kps), Vitamin D Support 1000 IE (Tbl), Dekristol® 20 000 IE (Kps)

Betroffene Arzneistoffe

Anastrozol, Letrozol, Exemestan

30.5 Tamoxifen und Coenzym Q_{10}

Antioxidanzien unterstützen Wirksamkeit und verringern Nebenwirkungen

Mechanismus

Antioxidanzien Antioxidanzien (Vitamin C, Vitamin E) und mitochondriale Substrate (Coenzym Q_{10}, Riboflavin, Niacin) haben einen günstigen Einfluss auf Nebenwirkungen und Tumormarker (CEA, CA 15–3)

Folgen

Kombination Nebenwirkungsrate ↓ (z. B. Hypertriglyceridämie)

Die Ergebnisse einer aktuellen Studie lassen vermuten, dass die Supplementierung von Coenzym Q_{10}, Riboflavin und Niacin zusammen mit Tamoxifen beim Mammakarzinom das Risiko der Rezidiv- und Metastasenbildung verringern kann.

Hinweis

- Unter einer Therapie mit dem Antiestrogen Tamoxifen kann eine Supplementierung von Coenzym Q_{10} (z. B. 100 mg/d) in Kombination mit Riboflavin (z. B. 10 mg, tgl.) und Niacin (z. B. 50 mg tgl., p. o.) empfohlen werden.
- Die adjuvante Supplementierung von Vitamin C (z. B. 500 mg tgl., p. o.) und Vitamin E (z. B. 400 IE, tgl., p. o.) kann das Risiko einer tamoxifeninduzierten Hypertriglyceridämie verringern.

Präparatebeispiele

Quinomit® Q_{10} MSE (Kps), Coenzym Q_{10} Support (Kps), Quinomit Q_{10} fluid MSE (Tro), Pure encapsulations® CoQ_{10} 120 mg (Kps), Biogena Coenzym Q_{10} active Gold Ubiquinol (Kps), Pure encapsulations® Ubiquinol-QH 50 mg (Kps), Antiox Support, Evina® (200 mg Vit. E/500 mg Vit. C, Kps)

Betroffene Arzneistoffe

Tamoxifen

30.6 Tamoxifen und Selen

Selen unterstützt die tumordestruktive Wirkung von Tamoxifen

Mechanismus

Selen Natürliche Selenverbindungen (z. B. MSA) können über die Freisetzung von Cytochrom C aus den Mitochondrien und caspasevermittelte Apoptose die Wirkung von Tamoxifen auf Tumorzellen verbessern

Folge

Maligne Tumoren Apoptoseresistenz sinkt, Response von Brustkrebszellen auf Tamoxifen wird durch Selen gesteigert

Hinweis

Bei allen Krebspatienten, die mit Tamoxifen behandelt werden, sollte der Selenstatus im Vollblut 1–2-mal im Jahr labordiagnostisch objektiviert und durch entsprechende Supplementierung von anorganischem Selen (z. B. 3 µg Na-selenit pro kg KG/d, p. o.) kompensiert werden (Zielwert: 130–155 µg/l). Das Gleiche trifft auf den 25-OH-D-Status zu (Zielwert: 40–60 ng/ml).

Präparatebeispiele

selenase® 100 XL (Tbl), selenase® 200 XXL (Tbl), selenase® 100 µg peroral (Trinkamp), selenase® 100 µg pro injectione (Inj-Lsg), selenase® 300 RP (Tbl), Cefasel 100 nutri® Selen-Stix (Pellets), Selen-Loges® 200 NE (Tbl), Selen-Loges® 100 NE (Tbl)

31 Virustatika (antiretrovirale Wirkstoffe)

31.1 Zidovudin und Antioxidanzien

M

Antioxidanzien verringern oxidative Muskelschäden durch AZT

Mechanismus

Zidovudin (AZT) Oxidative Schädigung der Mitochondrien durch Peroxide (→ mitochondriale Toxizität, Atmungskettendefekte)

Folgen

Mitochondriale Toxizität Myopathie, Myalgie, Neuropathien, Kardiomyopathie (Manifestationsmerkmale)
Labor Anstieg der Laktatspiegel, erhöhte renale Exkretion von 8-oxo-dG (Marker für oxidative DNA-Schäden), Malondialdehyd (MDA)

Hinweis

- Unter einer Therapie mit NRTI sollte der Status an Antioxidanzien (z. B. Coenzym Q_{10}, Vitamin E, Selen), B-Vitaminen (z. B. Vitamin B_{12}) und Vitamin D regelmäßig (alle sechs Monate) labordiagnostisch objektiviert und gegebenenfalls durch Supplementierung (vor allem Selen, Vitamin B_{12}, Vitamin D) kompensiert werden.
- Die adjuvante Supplementierung von Antioxidanzien wie Coenzym Q_{10} (z. B. 100 mg tgl., p. o.), Vitamin E (z. B. 600 mg tgl., p. o.) und Vitamin C (z. B. 1000 mg tgl., p. o.) sowie B-Vitaminen kann die NRTI-assoziierte mitochondriale Toxizität verringern und das durch die HIV-Infektion geschwächte Immunsystem stabilisieren.

Präparatebeispiele

Quinomit® Q10 MSE (Kps), selenase® 200 XXL (Tbl), Q10 Bio-Qinon® Gold 100 mg (Kps), AntiOx-in-form® multi+ (Kps), Pure encapsulations® AntiOxidant Formel (Kps), Pure encapsulations® B-Komplex plus (Kps), B12 direct plus heliopharm (Lta)

Betroffene Arzneistoffe

Zidovudin, Zidovudin plus Lamivudin, Zidovudin plus Lamivudin plus Abacavir

31.2 Nichtnucleosidische Reverse-Transkriptase-Inhibitoren (NNRTI), Proteasehemmer und Vitamin D

Antiretrovirale Arzneistoffe steigern den Bedarf an Vitamin D

Mechanismus

NNRTI Stimulierung des Pregnan-X-Rezeptors und Induktion der 24-Hydroxylase. Die 24-OHase baut 25-OH-Vitamin D und 1,25-$(OH)_2$-Vitamin D in nicht mehr stoffwechselaktive Vitamin-D-Metaboliten ab (→ Induktion der 24-OHase ist nur einer der möglichen Mechanismen)

Folgen

Vitamin D Abfall der 25-(OH)-D-Serumspiegel; ein Abfall unter 30 ng/ml führt zu vorzeitiger Knochenalterung; Risiko für HAART-induzierte Osteopathie und HIV-assoziierte Komplikationen (z. B. opportunistische Infektionen, Wasting, Progression von HIV zu AIDS, Lipodystrophie, Diabetes, erhöhte Sterblichkeit)

Calcium Störung des Calcium- und Phosphatstoffwechsels, renale und intestinale Calciumverluste ↑, Hypocalcämie (→ Anstieg des Parathormonspiegels)

Parathormon Erhöhte Parathormonspiegel wirken muskelkatabol und beeinträchtigen die Muskelfunktion, langfristig kann auch das Herz-Kreislauf-System geschädigt werden

Hinweis

Grundsätzlich muss bei allen HIV-Infizierten der 25-OH-D-Status im Blutserum labordiagnostisch mindestens zweimal im Jahr kontrolliert werden, insbesondere bei einer Therapie mit NNRTI und Proteasehemmern.

Ohne eine adäquate Vitamin-D-Supplementierung (50–60 IE Vitamin D pro kg KG pro Tag) führt die Langzeitmedikation mit antiretrolviralen Wirkstoffen häufig zu einem Vitamin-D-Mangel (25-OH-D < 20 ng/ml bzw. 50 nmol/l). Die Supplementierung von Vitamin D (z. B. 50–60 IE pro kg KG/d, p. o.) kann das Risiko für eine HAART-induzierte Osteopathie und metabolische Störungen verringern sowie die Viruslast und den Krankheitsverlauf bei HIV günstig beeinflussen

In der Praxis hat sich zum schnellen Ausgleich eines Vitamin-D-Mangels initial die hoch dosierte Einnahme von Vitamin D_3 bewährt. Dabei lässt sich mithilfe einer einfachen Formel, die das Körpergewicht miteinbezieht, die initiale Vitamin-D_3-Dosierung (VDI) einfach berechnen:

Vitamin-D_3-Initialdosis (VDI) in IE = 40 × [Zielwert (nmol/l) – Ausgangwert (nmol/)] × kg Körpergewicht (KG).

Beispiel: Zielwert = 150 nmol/l, Ausgangswert = 15 nmol/l, Körpergewicht = 75 kg Vitamin-D_3-Initialdosis = 40 × [150–15] × 75 = 405 000 IE Vitamin D_3. Die errechnete Vitamin-D_3-Initialdosis (VDI) sollte etwa auf 7–10 Tage verteilt werden (Bsp. VDI = 405 000 IE → 10 Tage lang 40 000 IE Vitamin D täglich).

Präparatebeispiele

Vitamin D3 Support fluid heliopharm® (Tro), Pure encapsulations® Vitamin D3 liquid (Tro), Vitagamma® D_3 2000 IE Vitamin (Tbl), Vitamin D-loges® 5600 IE (Lta), Vitamin D3 MSE® intense 10 000 IE (Kps), Vitamin D Support 1000 IE (Tbl), Dekristol® 20 000 IE (Kps)

Betroffene Arzneistoffe

HIV-Proteasehemmer (z. B. Ritonavir, Saquinavir), NRTI (z. B. Efavirenz, Nevirapin)

31.3 Nucleosidische Reverse-Transkriptase-Inhibitoren und L-Carnitin

L-Carnitin reduziert NRTI-induzierte Neuropathie

Mechanismus

NRTI Inhibierung der mitochondrialen DNA-Polymerase-γ (mitochondriale Toxizität, Atmungskettendefekte), Interferenz mit Nervenwachstumsfaktor

Folgen

Nervensystem Störung des nervalen Energiestoffwechsels und der nervalen Erregungsleitung, distal symmetrische Polyneuropathie (→ Sensibilitätsstörungen, schmerzhafte Parästhesien)

Hinweis

- L-Carnitin (z. B. 2000 mg L-Carnitin i. v., 2–3-mal pro Woche) bzw. Acetyl-L-Carnitin (z. B. 2 × 1500 mg Acetyl-L-Carnitin tgl., p. o.) kann die Symptome und Schwere einer NRTI-induzierten Neuropathie bei HIV-infizierten Patienten signifikant verbessern.
- Labordiagnostisch sollte in jedem Fall ein Vitamin-B_{12}-Mangel ausgeschlossen werden.

Präparatebeispiele

Acetyl-L-Carnitin 500 mg, L-Carn 1 g Injektionslösung, Provisan L-Carnitin, Carnitin Support heliopharm (Kps), Pure Encapsulations® Acetyl-L-Carnitin (Kps)

Betroffene Arzneistoffe

Didanosin (DDI), Lamivudin (3TC), Stavudin (D4T), Zalcitabin (ddC), Zidovudin (AZT)

31.4 DNA- und RNA-Viren hemmende Virustatika

Vitamin D verbessert Therapieerfolg von Ribavirin und Interferon bei Hepatitis-C-Therapie

Mechanismus

Vitamin D 1,25-$(OH)_2$-D ist ein potenter Modulator der erworbenen Immunität und der Immunbalance zwischen Th1- und Th2-Zellen. Vitamin-D-Hormon inhibiert u. a. die Reifung der dendritischen Zellen und reduziert die Sekretion proinflammatorischer Zytokine wie TNF-α (Vitamin-D-Mangel: Fibroseprogressionsrate bei Hepatitis C ↑)

Folge

Ribavarin, Interferon Therapieerfolg ↑ bei chronischer Hepatitis C vom Genotyp 1b: Hepatitis-C-Viruslast ↓

Hinweis

Die chronische Hepatitis C kann zu einer Entzündung und langfristig zur Fibrose der Leber führen. 5–20 % der Patienten entwickeln über einen Zeitraum von 20–30 Jahren eine Leberzirrhose. Die chronische Hepatitis C mit ihren Folgeerkrankungen ist die häufigste Indikation für eine Lebertransplantation. Eine Supplementierung (40–60 IE Vitamin D pro kg KG pro Tag) kann bei chronischer Hepatitis C vom Genotyp 1b die Wirksamkeit von Ribavarin und pegyliertem Interferon verbessern. In einer aktuellen randomisierten Interventionsstudie an Patienten (n = 84) mit chronischer Hepatitis C des schwierig zu behandelnden Genotyps 1b führte die Supplementierung von Vitamin D_3 über einen Zeitraum von 48 Wochen gegenüber den Kontrollen, die nur die Standardtherapie aus Interferon und Ribavirin erhielten, zu einer signifikanten Reduktion der Hepatitis-C-Viruslast. Der Therapieerfolg konnte durch Vitamin D_3 dabei nahezu verdoppelt werden.

Präparatebeispiele

Vitamin D3 Support fluid heliopharm (Tro), Pure encapsulations® Vitamin D3 liquid (Tro), Vitagamma® D_3 2000 IE Vitamin (Tbl), Vitamin D-loges® 5600 IE (Lta), Vitamin D3 MSE® intense 10 000 IE (Kps), Vitamin D Support 1000 IE (Tbl), Dekristol® 20 000 IE (Kps)

Betroffene Arzneistoffe

Pegyliertes Interferon, Ribavirin

32 Zytostatika

32.1 Zytostatika und Vitamin D

Vitamin D verbessert die Wirkung und reduziert Nebenwirkungen (z. B. Dysgeusie, Dermatitis, Stomatitis) antineoplastischer Arzneistoffe, wie Carboplatin, Docetaxel, Trastuzumab und Rituximab.

Mechanismus

Vitamin D 1,25-$(OH)_2$-D unterdrückt Tumorwachstum, verringert Gefäßneubildung im Tumorgewebe (Angiogenese), kann zelluläre Zytotoxizität steigern und Apoptose in Tumorzellen induzieren

Folgen

Zytostatika Tumorresponse ↑, Tumorresistenz ↓, Nebenwirkungen ↓
Patient Verbesserung der Prognose, Lebensqualität und Heilungschancen, das Risiko der Metastasierung und Krebsmortalität wird verringert

Hinweis

- Grundsätzlich muss bei allen Krebspatienten ab Diagnosestellung der 25-OH-D-Status (Zielwert: 50–60 ng/ml) vom behandelnden Arzt kontrolliert und durch ausreichende und konsequente Supplementierung von Vitamin D_3 kompensiert werden. In der Praxis hat sich zum schnellen Ausgleich eines Vitamin-D-Mangels initial die hoch dosierte Einnahme von Vitamin D_3 bewährt. Vitamin-D_3-Initialdosis (VDI) in IE = 40 × [Zielwert (nmol/l) – Ausgangwert (nmol/)] × kg Körpergewicht (KG). Die errechnete Vitamin-D_3-Initialdosis (VDI) sollte etwa auf 7–10 Tage verteilt werden (Bsp. VDI = 405 000 IE → 10 Tage lang 40 000 IE Vitamin D täglich). Danach ist eine regelmäßige und weitere Einnahme von täglich 50–60 IE Vitamin D pro kg Körpergewicht empfehlenswert.
- Einige Zytostatika (z. B. Cyclophosphamid, Epirubicin, Paclitaxel) können 25-OH-D und 1,25-$(OH)_2$D abbauen und den Vitamin-D-Bedarf steigern. Dabei dürfte u. a. die Wechselwirkung mit dem Pregnan-X-Rezeptor eine Rolle spielen.

- In einer aktuellen Metaanalyse mit 4443 Brustkrebspatientinnen (Anticancer Research, 2014) zeigt, dass Patientinnen mit einem guten 25-OH-D-Status (ca. 30 ng/ml) gegenüber Patientinnen mit einem Vitamin-D-Mangel (25-OH-D: ca. 17 ng/ml), nahezu eine doppelt so hohe Wahrscheinlichkeit haben, die Krebserkrankung zu überleben. Eine aktuelle Metaanalyse des Deutschen Krebsforschungszentrums (BMJ, 2014) zeigt, dass ein Vitamin-D-Mangel bei Krebspatienten gegenüber solchen mit normalem 25-OH-D-Status, die Krebsmortalität um 70 % steigert.
- Rituximab ist ein monoklonaler Antikörper gegen das Oberflächenantigen CD20. Dieses Oberflächenantigen wird hauptsächlich von B-Lymphozyten exprimiert. Ein Vitamin-D-Mangel kann die Antikörpertherapie bei Lymphompatienten unwirksam machen und die Überlebensrate senken, wie aktuelle Studien an Patienten mit diffus-großzelligem B-Zell-Lymphom (DLBCL) zeigen (J Clin Oncol, 2014).

Präparatebeispiele

Vitamin D3 Support fluid heliopharm (Tro), Pure encapsulations® Vitamin D3 liquid (Tro), Vitagamma® D_3 2000 IE (Tbl), Vitamin D-loges® 5600 IE (Lta), Vitamin D3 MSE® intense 10 000 IE (Kps), Dekristol® 20 000 IE (Kps)

Betroffene Arzneistoffe

Carboplatin, Cisplatin, Cyclophosphamid, Epirubicin, Docetaxel, Doxorubicin, Ifosfamid, Oxaliplatin, Paclitaxel, Rituximab, Trastuzumab

32.2 Zytostatika und Selen

Selen verbessert Wirkung und reduziert Nebenwirkungen antineoplastischer Arzneistoffe

Mechanismus

Selen Selenverbindungen (z. B. MSA, Selenit) unterdrücken Tumorwachstum, verringern Gefäßneubildung im Tumorgewebe (Angiogenese), können zelluläre Zytotoxizität steigern und Apoptose in Tumorzellen induzieren

Folgen

Zytostatika Applizierbare Dosis ↑, Tumorresponse ↑, Tumorresistenz ↓, Nebenwirkungen ↓

Patient Verbesserung der Prognose, Lebensqualität und Heilungschancen, Risiko der Metastasierung und Krebsmortalität wird verringert

Hinweis

- Grundsätzlich muss bei allen Krebspatienten ab Diagnosestellung der Selenstatus (Zielwert: 130–155 µg/l) im Vollblut vom behandelnden Arzt kontrolliert und durch ausreichende und konsequente Supplementierung von Natriumselenit (z. B. 2–4 µg Se pro kg KG/d, p. o.) kompensiert werden.
- In der Praxis hat sich die Prämedikation mit 1000–2000 µg Selen als Natriumselenit in 100–200 ml 0,9 % NaCl, etwa 30 min vor der Chemotherapie (CT) bewährt. In den CT-freien Tagen sollten je nach Selenstatus täglich etwa 200–500 µg Selen als Natriumselenit eingenommen werden.
- Natriumselenit sollte nüchtern eingenommen werden – im Abstand von etwa 2 h zu Vitamin C. In der Krebstherapie sollte nur Natriumselenit eingesetzt werden, da es direkt bioverfügbares Selen liefert, pharmakokinetisch am besten steuerbar ist und nicht im Körper akkumuliert.
- In der Nachsorge sollte neben dem 25-OH-D-Status mindestens 1–2-mal im Jahr der Selenstatus im Vollblut routinemäßig bei Krebspatienten kontrolliert werden.

Präparatebeispiele

selenase® T pro injectione (500 µg), selenase® T pro injectione (1000 µg), selenase® T peroral (500 µg, Trinkamp), selenase® 200 XXL (Tbl)

Betroffene Arzneistoffe

Carboplatin, Cisplatin, Cyclophosphamid, Docetaxel, Doxorubicin, Epirubicin, Ifosfamid, Oxaliplatin, Paclitaxel, Rituximab, Trastuzumab

32.3 Zytostatika und Omega-3-Fettsäuren

EPA/DHA unterstützen Wirkung und reduzieren Nebenwirkungen antineoplastischer Arzneistoffe

Mechanismus

EPA/DHA Tumorwachstum ↓, Gefäßneubildung im Tumorgewebe ↓ (Angiogenese), Chemosensitivität ↑ (z. B. Paclitaxel), Apoptose in Tumorzellen ↑; antiinflammatorisch (Hemmung von NFkappaB → TNF-α ↓), antikachektisch, Tumorzellinvasion ↓, MMP-9-Expression ↓

Folgen

Zytostatika Tumorresponse ↑, Tumorresistenz ↓, Nebenwirkungen ↓ (z. B. paclitaxelinduzierte Neuropathie)
Patient Verbesserung der Prognose, Lebensqualität und Heilungschancen, Risiko der Metastasierung und Krebsmortalität ↓

Hinweis

- Bei Krebs wird empfohlen täglich 1500–2000 mg der langkettigen Omega-3-Fettsäuren EPA und DHA zu supplementieren.
- In Studien an ausgezehrten Krebspatienten konnte man durch Supplementierung von Eicosapentaensäure (EPA) das Körpergewicht verbessern, den weiteren Gewichtsverlust verhindern sowie die Lebensqualität und Prognose steigern. Erste Arbeiten geben auch Hinweise darauf, dass EPA und DHA die krebszelltoxische Wirkung der Chemo- und Strahlentherapie verbessern können.
- Zur Körpergewichtsstabilisierung bei kachektischen Patienten haben sich auch Infusionen mit Omega-3-Fettsäuren bewährt.
- In einer aktuellen klinischen Studie an Patientinnen mit Brustkrebs unter einer Chemotherapie mit Paclitaxel konnte gezeigt werden, dass die Supplementierung von 3 × täglich 640 mg Omega-3-Fettsäuren gegenüber Placebo während und bis zu einem Monat nach der Chemotherapie das Risiko für eine paclitaxelinduzierte Polyneuropathie deutlich senkt (um 70 %).

Präparatebeispiele

San Omega 3 Total (Lsg), Pur 3 Omega (Kps), Eicosamax® Liquid (Lsg), EnzOmega® 700 MSE (Kps), Pur 3 (Kps), MorEPA (Kps), Pure encapsulations® EPA/DHA essentials (Kps), omega3-loges® (Kps), Biogena Omega-3 forte (Kps), Omegaform® 375 epa-konzentrat+ (Kps), SanaPro Omega-3[65] (Kps), SMOFLipid® (Inf-Lsg)

Betroffene Arzneistoffe

Carboplatin, Cisplatin, Cyclophosphamid, Docetaxel, Doxorubicin, Epirubicin, Ifosfamid, Oxaliplatin, Paclitaxel, Rituximab, Trastuzumab

32.4 Zytostatika und L-Glutathion

L-Glutathion unterstützt die Wirkung und reduziert Nebenwirkungen antineoplastischer Arzneistoffe wie Cisplatin

Mechanismus

L-Glutathion Tumorwachstum ↓, Gefäßneubildung im Tumorgewebe ↓ (Angiogenese), Chemosensitivität ↑ (z. B. Cisplatin), Apoptose in Tumorzellen ↑; antiinflammatorisch (Hemmung von NFkappaB → TNF-α ↑), antikachektisch

Folgen

Zytostatika Tumorresponse ↑, Tumorresistenz ↓, Nebenwirkungen ↓ (z. B. Neurotoxizität)

Patient Verbesserung der Prognose und Lebensqualität, Risiko der Metastasierung und Krebsmortalität ↓

Hinweis
L-Glutathion (GSH) wird in der Krebstherapie vor allem intravenös eingesetzt (z. B. 1500–2500 mg GSH/m² i. v. über 15 Minuten, unmittelbar vor CT), um nerven- und nierenschädigende Nebenwirkungen einiger Zytostatika (z. B. Cisplatin, Oxaliplatin) zu verringern.
In einer randomisierten placebokontrollierten Doppelblindstudie an 50 Patienten mit fortgeschrittenem Magenkarzinom führte die intravenöse Applikation von L-Glutathion (1500 mg GSH/m² in 100 ml 0,9 % NaCl, i. v., 15 min vor Cisplatin, sowie 600 mg GSH i. m. am 2. und 5. Tag nach der Chemotherapie) zu einer signifikanten Reduktion der cisplatinbedingten Neuropathie. Gleichzeitig konnte durch L-Glutathion der Bedarf an Bluttransfusionen verringert werden. Die Ansprechrate des Tumors auf die Chemotherapie war in der GSH-Gruppe signifikant höher als in der Kontrollgruppe.

Präparatebeispiele

Tationil® (600 mg GSH, i. v., i. m.), Ridutox® (600 mg GSH, i. v./i. m.)

Betroffene Arzneistoffe

Cisplatin, 5-Fluorouracil, Oxaliplatin

32.5 Cisplatin und Selen

Prämedikation mit Selen verringert die Nephrotoxizität und verbessert Tumorresponse von Cisplatin

Mechanismus

Selen Potenzielle Mechanismen: mitochondriale Toxizität von Cisplatin im Nierengewebe ↓, mitochondriale Selen- und GSH-Spiegel in den Nierenzellen ↑, Krebszelle (GSH-Depletion)

Folgen

Cisplatin Reduktion der nephrotoxischen Wirkungen von Cisplatin, geringere Schädigung des hämatopoetischen Systems (z. B. Leukopenie, Thrombozytopenie), Tumorresponse ↑

Hinweis

- Die Prämedikation mit Selen (z. B. 1000 µg Selen als Natriumselenit in 100 ml 0,9 % NaCl, i. v., 1 h vor der CT) kann die cisplatininduzierte Nephrotoxizität deutlich mildern ohne die zytotoxische Aktivität des Cisplatins zu beeinträchtigen.
- An den Tagen vor und nach der CT empfiehlt sich die orale Supplementierung von Selen (z. B. 500 µg/d, p. o.).
- Zielwert für die Selensubstitution während der Therapiephase sind Selenspiegel im Vollblut von 150–180 µg/l.

Präparatebeispiele

selenase® T pro injectione (500 µg), selenase® T pro injectione (1000 µg), selenase® T peroral (500 µg, Trinkamp), selenase® 200 XXL (Tbl)

Betroffene Arzneistoffe

Cisplatin

32.6 Cisplatin und L-Carnitin

E

Carnitinmangel durch Cisplatin

Mechanismus

Cisplatin Hemmung der renalen Rückresorption von L-Carnitin, starke Erhöhung der renalen Carnitinausscheidung

Folgen

L-Carnitin Carnitindepletion (→ sekundäres Carnitindefizit im Blut und Gewebe), Abfall der Carnitinplasmaspiegel (FC < 30 µmol/l), Störung der mitochondrialen ATP-Produktion und Erythropoese

Risiko für Cisplatininduzierte neuro- und kardiotoxische Nebenwirkungen, Fatigue, Tumoranämie

> **Hinweis**
> Die orale und/oder parenterale Prämedikation mit L-Carnitin (z. B. 3 × 1000 mg L-Carnitin/d, p. o. und 1000 mg L-Carnitin, in 100 ml 0,9 % NaCl, i. v.) wirkt einem ifosfamidinduzierten Carnitinmangel entgegen und verringert chemotherapiebedingte Neuropathien.

Präparatebeispiele

Acetyl-L-Carnitin 500 mg, L-Carn 1 g Injektionslösung, Carnitin Support heliopharm (Kps), Carnitin MSE (Kps), Pure encapsulations L-Carnitin (Kps)

Betroffene Arzneistoffe

Cisplatin

32.7 Cisplatin und Magnesium

Platinderivate, z. B. Cisplatin und Carboplatin, lösen Magnesiummangel aus

Mechanismus

Cisplatin Nierentoxizität → Magnesiumspareffekt der Nieren ↓ → Magnesiumdepletion

Folgen

Magnesium Magnesiummangelzustände, Magnesiummangeltetanie, Nebenwirkungen ↑, Lebensqualität ↓

Hinweis

- Unter einer Chemotherapie mit Cisplatin und anderen Platinderivaten wird eine fortlaufende Supplementierung von Magnesium (z. B. 300–600 mg Mg/d, p. o.) empfohlen, die noch einige Tage nach der Cisplatintherapie fortgeführt wird.
- In der Krebstherapie treten Magnesiummangelzustände vor allem unter der Therapie mit platinhaltigen Zytostatika, z. B. Cisplatin oder Carboplatin, auf. Therapiebedingte Schleimhautschäden und/oder ein erhöhter Magnesiumverlust über die Nieren spielen neben Störungen im Säure-Basen-Haushalt eine wesentliche Rolle.
- Bei Patienten mit fortgeschrittenem nichtkleinzelligem Bronchialkarzinom (NSCLC) konnte die Hydrierung mit Magnesium vor einer Infusion mit den Zytostatika Cisplatin und Pemetrexed die nierenschädigende Wirkung der beiden Zytostatika deutlich verringern. Auch bei Krebspatienten mit Tumoren im Kopf- und Halsbereich wird häufig ein Magnesiummangel beobachtet.
- Der monoklonale Antikörper Cetuximab, der in der Krebsimmuntherapie eingesetzt wird (z. B. metastasiertes Kolonkarzinom) kann schwere Magnesiummangelzustände auslösen. Cetuximab stört die Magnesiumverwertung der Nieren, was sich vor allem in einer erhöhten Magnesiumausscheidung im Urin bemerkbar macht.

Präparatebeispiele

Magnesium Support heliopharm (Kps), Magnesium Verla® 300 (Gra), Pure encapsulations® Magnesium (Kps), magnerot® classic N (Tbl), Magnesium Diasporal® 400 (Gra), Magnesioform® 300 forte (Kps), Siebensalz® Magnesium (Kps)

Betroffene Arzneistoffe

Carboplatin, Cetuximab, Cisplatin, Oxaliplatin

32.8 Anthrazykline und Selen

Selen reduziert die anthrazyklininduzierte Kardiotoxizität

31.8.1 Mechanismus

Selen Potenzielle Schutzmechanismen: Aktivität der mitochondrialen GSH-Peroxidase ↑, Akkumulation von Lipidperoxidationsprodukten im Myokard ↓

Folgen

Anthrazyklininduzierte Kardiotoxizität ↓ Bildung reaktiver Sauerstoffspezies ($^{\bullet}OH$, H_2O_2) durch das Anthrazyklin-Semichinon-Radikal ↓, GSH-Status und Aktivität der selenabhängigen GSH-Peroxidase (GSH-Px) in Kardiozyten ↑

Hinweis

- Die orale und intravenöse Prämedikation mit Selen (z. B. 1000 µg Selen als Natriumselenit in 100 ml 0,9 % NaCl, i. v., 1 h vor der CT) kann die anthrazyklininduzierte Kardiotoxizität verringern ohne die zytotoxische Aktivität der Anthrazykline zu beeinträchtigen.
- An den Tagen vor und nach der CT empfiehlt sich die orale Supplementierung von Selen (z. B. 500 µg/d, p. o.).
- Zielwert für die Selensubstitution während der Therapiephase sind Selenspiegel im Vollblut von 150–180 µg/l.

Präparatebeispiele

selenase® T pro injectione (500 µg), selenase® T pro injectione (1000 µg), selenase® T peroral (500 µg, Trinkamp), selenase® 200 XXL (Tbl)

Betroffene Arzneistoffe

Daunorubicin, Doxorubicin, Epirubicin, Idarubicin, Mitoxantron

32.9 Anthrazykline und L-Carnitin

L-Carnitin reduziert die anthrazyklininduzierte Kardiotoxizität

Mechanismus

Kardiotoxizität Bildung reaktiver Sauerstoffspezies ($^{\bullet}OH$, H_2O_2) durch das Anthrazyklin-Semichinon-Radikal, oxidative Schäden der Mitochondrienmembran durch Anthrazyklin-Fe^{3+}-Komplexe (→ Bindung an Cardiolipin)

Folgen

Folge Oxidative Schädigung der Myozyten, Beeinträchtigung der kardialen Bioenergetik

Risiko für Anthrazyklininduzierte kardiale Nebenwirkungen (früh: Frequenzanstieg, QT-Verlängerung, supraventrikuläre und ventrikuläre Tachykardie; spät: Kardiomyopathie, Herzinsuffizienz).

Hinweis

- Anthrazykline können das für die zelluläre Carnitinaufnahme verantwortliche Transportprotein OCTN2 herunterregulieren.
- Die orale und/oder parenterale Prämedikation mit L-Carnitin (z. B. 2000 mg L-Carnitin, in 250 ml 0,9 % NaCl, i. v. und 3 × 1000 mg/d L-Carnitin, p. o.) kann die kardiotoxischen Wirkungen der Anthrazykline signifikant verringern ohne ihre zytotoxische Aktivität zu beeinträchtigen.

Präparatebeispiele

Acetyl-L-Carnitin 500 mg, Carnitin 500, L-Carnitin 500, L-Carn 1 g Injektionslösung, Sana-Pro L-Carnitin 750 (Kps), Carnitin Support (Kps) Carnitin MSE (Kps)

32

Betroffene Arzneistoffe

Daunorubicin, Doxorubicin, Epirubicin, Idarubicin, Mitoxantron

32.10 Anthrazykline und Coenzym Q_{10}

Coenzym Q_{10} reduziert die anthrazyklininduzierte Kardiotoxizität

Mechanismus

Kardiotoxizität Bildung reaktiver Sauerstoffspezies ($^{\bullet}OH$, H_2O_2) durch das Anthrazyklin-Semichinon-Radikal, oxidative Schäden der Mitochondrienmembran durch Anthrazyklin-Fe^{3+}-Komplexe (→ Bindung an Cardiolipin)

Folgen

Folge Oxidative Schädigung der Myozyten, Beeinträchtigung der kardialen Bioenergetik, Störung der mitochondrialen Atmungskette und der intrazellulären Calciumhomöostase

Risiko für Anthrazyklininduzierte kardiale Nebenwirkungen (früh: Frequenzanstieg, QT-Verlängerung, supraventrikuläre und ventrikuläre Tachykardie; spät: Kardiomyopathie, Herzinsuffizienz).

Hinweis

- Die orale Prämedikation mit Coenzym Q_{10} (etwa 2–10 mg/kg KG tgl., p.o.) kann die anthrazyklininduzierte Kardiotoxizität verringern, ohne die zytotoxische Aktivität der Anthrazykline zu beeinträchtigen.

Präparatebeispiele

Quinomit® Q10 MSE (Kps), Coenzym Q10 Support (Kps), Quinomit Q10 fluid MSE (Tro), Pure encapsulations® CoQ10 120 mg (Kps), Biogena Coenzym Q10 active Gold Ubiquinol (Kps), Pure encapsulations® Ubiquinol-QH 50 mg (Kps), Q10 Bio-Qinon® Gold 100 mg (Kps), Optimed® STAT (Kps)

Betroffene Arzneistoffe

Daunorubicin, Doxorubicin, Epirubicin, Idarubicin, Mitoxantron

32.11 Anthrazykline und L-Glutamin

L-Glutamin reduziert anthrazyklininduzierte Mukositis

Mechanismus

L-Glutamin Schleimhautprotektion, zellulärer GSH-Status ↑, bakterielle Translokation ↓, Energiesubstrat für Zellen des GIT und Immunsystems (z. B. NK-Zellen)

Folge

Anthrazykline Nebenwirkungen (z. B. Schleimhauttoxizität) ↓

Hinweis

Die Ergebnisse zahlreicher Studien zeigen, dass Patienten mit Brust-, Darm- und Speiseröhrenkrebs, die mit Anthrazyklinen (z. B. Doxorubicin), Antimetaboliten (z. B. 5-Fluorouracil, 5-FU), Platinderivaten (z. B. Oxaliplatin) oder Taxanen (z. B. Paclitaxel) behandelt wurden, von Glutamin profitieren. Die Gabe von Glutamin (7,5–30 g pro Tag, p. o.) kann chemotherapiebedingte Schleimhautschäden und das Risiko für Nervenschäden deutlich verringern. Zur Unterstützung der schleimhautschützenden Wirkung kann L-Glutamin (z. B. 2 × 5 g/d) auch mit Curcumin kombiniert werden.

Präparatebeispiele

Adamin G (5 g/Btl, Pulver), L-Glutamin (250–500 g Pulver/Dose), Pure encapsulations® L-Glutamin 1 Gramm (Kps), Glutaminoform 900+ (Kps), biogena® Glutamin 500 (Kps)

Betroffene Arzneistoffe

Docetaxel, Doxorubicin, Epirubicin, 5-Fluorouracil, Oxaliplatin, Paclitaxel

32.12 Ifosfamid und L-Carnitin

E

Carnitinmangel durch Ifosfamid

Mechanismus

Ifosfamid Starke renale Carnitinverluste (Ifosfamid → Chloractealdehyd → renale Chloroacetyl-Carnitinexkretion ↑)

Folgen

L-Carnitin Carnitindepletion (→ sekundäres Carnitindefizit im Blut und Gewebe), Abfall der Carnitinplasmaspiegel (FC < 30 µmol/l), Störung der mitochondrialen ATP-Produktion und Erythropoese

Risiko für Ifosfamidinduzierte neuro- und kardiotoxische Nebenwirkungen, Fatigue, Tumoranämie

Hinweis

- Die orale und/oder parenterale Prämedikation mit L-Carnitin (z. B. 3 × 1000 mg L-Carnitin/d, p. o. und 1000 mg L-Carnitin, in 100 ml 0,9 % NaCl, i. v.) wirkt einem ifosfamidinduzierten Carnitinmangel entgegen und verringert chemotherapiebedingte Neuropathien.

Präparatebeispiele

Acetyl-L-Carnitin 500 mg, L-Carn 1 g Injektionslösung, Carnitin Support heliopharm (Kps), Carnitin MSE (Kps), Pure encapsulations L-Carnitin (Kps)

Betroffene Arzneistoffe

Ifosfamid

32.13 Pemetrexed und Folsäure, Vitamin B_{12}

M

Folsäure und Vitamin B_{12} verringern die Toxizität und verbessern die Verträglichkeit von Pemetrexed

Mechanismus

Pemetrexed Hemmung folsäureabhängiger Enzyme (→ Thymidilat-Synthase, Dihydrofolat-Reduktase, Glycinamid-Ribonukleotid-Formyltransferase), Störung der intestinalen Vitamin-B_{12}-Resorption

Folgen

Folsäurestatus Iatrogener Folsäuremangel

Mangelsymptome GIT Störungen (z. B. Übelkeit, Diarrhö), Schleimhautschäden, (z. B. schmerzhafte, ulzerierende Stomatitis), Leukozyto-, Thrombozyto-, Neutropenien, Störungen der Erythropoese (Anämien → Fatigue-Syndrom), Anorexie, Myelosuppression

Hinweis

- Vor einer Chemotherapie mit Pemetrexed sollte der Folsäure- und Vitamin-B_{12}-Status labordiagnostisch erfasst und gegebenenfalls kompensiert werden.
- Unter der Therapie mit Pemetrexed ist zur Verringerung der pemetrexedassoziierten Nebenwirkungen und Verbesserung der Verträglichkeit eine Prämedikation von Folsäure (p. o.) und Vitamin B_{12} (intramuskulär) nötig:
  - **Folsäure:** 0,8–2,5 mg tgl., p. o., Beginn 7 Tage vor der ersten Infusion. Die Einnahme muss während der gesamten Therapiedauer sowie für weitere 21 Tage nach der letzten Pemetrexed-Dosis fortgesetzt werden.
  - **Vitamin B_{12}:** 1 mg, i. m., Beginn 7 Tage vor der ersten Infusion mit Pemetrexed sowie nach jedem 3. Behandlungszyklus. Die weiteren Vitamin-B_{12}-Injektionen können am selben Tag wie Pemetrexed gegeben werden.

Präparatebeispiele

B_{12} Ankermann® 1000 µg Inj.-Lsg., B12 direct, Folgamma®, Medivitan® N, Medyn® forte

Betroffene Arzneistoffe

Pemetrexed

Teil C
Anhang

Arzneistoffe (Präparatebeispiele)

Bei den Präparatebeispielen sind neben den Handelsnamen des Originalherstellers die typischen Wortstämme der Handelnamen von Generikapräparaten (ohne Firmenkennung) aufgeführt.

INN	Präparatebeispiele®	Kapitel
Acemetacin	Acemetacin Azeat Rantudil	16.2, 16.4, 16.6
Acetylsalicylsäure	Acesal Alka-Seltzer Aspirin ASS Delgesic Godamed	5.1, 5.2, 5.3, 5.4
Alendronsäure	Alendro Alendron Alendronsäure Fosamax Tevanate	26.1, 26.2, 26.3
Aluminiumhydroxid (Aluminiumoxid)	Antacidum OPT Maalox (Kombination mit Magnesiumhydroxid) Maaloxan (Kombination mit Magnesiumhydroxid) Tepilta (Kombination mit Magnesiumhydroxid und Oxetacain)	6.1, 6.2
Aluminium-Magnesium-hydoxidcarbonat-hydrat (Hydrotalcit)	Ancid Hydrotalcid Jasiventer Talcid Talidat	6.1

INN	Präparatebeispiele®	Kapitel
Amikacin	Amikacin B. Braun Amikacin Fresenius	10.1
Amitriptylin (Amitriptylin-hydrochlorid)	Amineurin Amitriptylin Novoprotect Saroten Syneudon	27.1, 27.2
Amitriptylinoxid	Amioxid Equilibrin	27.1, 27.2
Amlodipin	Amlodipin Norvasc	14.1, 14.2, 14.3, 14.4
Amoxicillin	Amoxi Amoxicillin Infectomox	10.7, 10.8, 10.9
Anastrozol	Anastrozol Arimidex	30.4
Atorvastatin	Ator Atorva Atorvastatin Lipitor Sortis	23.1, 23.2, 23.3, 23.4, 23.6
Beclometason	Beclo Beclomet Beclometason Junik Sanasthamax Ventolair	9.1
Benazepril	Benazepril Cibacen	14.1, 14.2, 14.3, 14.4, 14.5
Beta-Acetyldigoxin	Beta-Acetyldig Beta-Acetyldigoxin Digo Novodigal	21.3, 21.4, 21.5, 21.7

INN	Präparatebeispiele®	Kapitel
Bezafibrat	Befibrat Beza Bezafibrat Cedur	23.7
Bisacodyl	Bisacodyl Bisco Zitron Dulcolax Hemolax Laxagetten Laxans Mediolax Solaxtabs Stadalax Tempolax Tirgon	22.1, 22.2
Bisoprolol	Bis Biso Bisoprolol Concor Jutabis	14.1, 14.2, 14.3, 14.4, 21.1, 21.2, 21.6
Budesonid	Aquacort Budapp Bude Budes Budesonid Budiair Entocort Miflonide Novopulmon Pulmicort Rhinocort	9.1
Bumetanid	Burinex (AV in D)	18.2, 18.3, 18.5, 18.6

INN	Präparatebeispiele®	Kapitel
Buprenorphin	Buprenaddict, Buprenorphin, Buvera Norspan Suboxone Subutex Temgesic Transtec	5.6
Calcium	Biolectra Calcium Calcium Frubiase Calcium forte	8.2, 10.2, 10.3, 26.1, 26.3, 26.4, 29.2
Candesartan	Atacand Blopress Cande Candesartan Ratacand	14.1, 14.2, 14.3, 14.4, 14.7, 21.1, 21.2, 21.6
Captopril	ACE-Hemmer Capto Captopril	14.5, 14.6
Carbamazepin	Carba Carbamazepin Finlepsin Tegretal Timonil	13.1, 13.2, 13.3, 13.4
Carboplatin	Axicarb Carbo Cell Carbomedax Carboplat Carboplatin Carbox Eurocarboplatin Haemato Carb Ribocarb	32.1, 32.2, 32.3, 32.7

INN	Präparatebeispiele®	Kapitel
Cefetametpivoxil	Globocef (AV in D)	10.6
Cefotaxim	Claforan Cefotaxim	10.7
Ceftibuten	Keimax	10.7
Cefuriximaxetil	Cefuroxim Elobact Zinnat	10.7
Certoparin	Mono-Embolex Sandoparin	15.6
Cetuximab	Erbitux	32.7
Chlorprothixen	Chlorprothixen Truxal	27.3
Chlortalidon	Hygroton	14.9, 18.1, 18.4, 18.8
Ciclesonid	Alvesco	9.1
Ciclosporin	Ciclo Ciclosporin Ciqorin Deximune Immunosporin Optimmune Sandimmun	20.1, 20.2, 20.3, 20.4, 20.5
Cimetidin	Cime Cimetidin H_2-Blocker Tagamet	6.3, 6.4
Ciprofloxacin	Cipro Ciprofloxacin Gyracip Keciflox	10.2

INN	Präparatebeispiele®	Kapitel
Cisplatin	Cisplatin	32.1, 32.2, 32.3, 32.4, 32.5, 32.6, 32.7
Citalopram	Cipramil Cita Citalo Citalopram	27.5, 27.7
Clarithromycin	Clarilind Clarithrobeta Clarithromycin Klacid	10.7, 10.8, 10.9
Clomipramin	Anafranil Clomi Clomipramin	27.1, 27.2
Clindamycin	Clindahexal Clindalind Clindamycin Clinda-saar Clindasol Clinda stragen Duac Sobelin	10.7
Clozapin	Clozapin Elcrit Leponex	27.4
Coenzym Q_{10} (Ubichinon, Ubidecarenon)	Bildi Q_{10} Pur BiomoQuinol Sanomit Q_{10}	15.3
Colestipol	Colestid (AV in D)	23.8, 23.9

INN	Präparatebeispiele®	Kapitel
Colestyramin	Colestyr Colestyramin Lipocol-Merz Quantalan Questran Vasosan	23.8, 23.9
Cyclophosphamid	Endoxan	32.1, 32.2, 32.3
Dalteparin	Fragmin	15.6
Darbepoetin alfa	Aranesp	8.3, 8.4
Daunorubicin	Daunoblastin DaunoXome	32.8, 32.9, 32.10
Dexamethason	Dexa Dexamethason Fortecortin Lipotalon Solupen sine Solution Cordes Dexa N Spersadex Tuttozem	17.1, 17.2, 17.3, 17.4, 17.5
Diclofenac	Arthrex Schmerzgel Dicla Diclo Diclofenac Effekton Flector Schmerzpflaster Rewodina Solareze 3 % Voltaren	5.1, 5.2, 5.4, 16.2, 16.3, 16.4, 16.6
Didanosin (DDI)	Videx	31.3
Digitoxin	Digi Digitoxin	21.1, 21.2, 21.3, 21.4, 21.5, 21.6

INN	Präparatebeispiele®	Kapitel
Digoxin	Digacin Lanicor Lenoxin	21.3, 21.4, 21.5
Dihydralazin	Nepresol	14.9
Dihydralazin + HCT + Reserpin	Triniton (AV in D)	14.9
Docetaxel	Bendadocel Docetaxel Docetaxin Eurotere Ribodocel Taxeus Taxotan Taxotere	32.1, 32.2, 32.3, 32.11
Donepezil	Aricept Donpegamma Donelpezil Donepezilhydrochlorid Memac Yasnal	11.1, 11.2
Doxepin	Aponal Doneurin Doxepia Doxepin Mareen	27.1, 27.2
Doxorubicin	AdriaCept Adriblastina Caelyx Doxo Doxorubicin Myocet Ribodoxo	32.1, 32.2, 32.3, 32.8, 32.9, 32.10, 32.11,

INN	Präparatebeispiele®	Kapitel
Doxycyclin	Antodox Dox Doxy Doxycyclin Ligosan Slow Release Oraycea	10.3, 10.4,
Efavirenz	Atripla Efavirenz Stocrin Sustiva	31.2
Eisen (II und III)	Dreisafer Eisen Eryfer Fer Ferro Ferrum Haemoprotect Tardyferon	5.4, 8.2, 10.2, 10.3, 26.3, 29.2
Eisen(II)-sulfat	Dreisafer Eisen Eryfer Haemoprotect Tardyferon Vitaferro	8.1, 28.6, 28.7
Eisen(II)-sulfat + Folsäure	Ferro-Folsan Ferro Sanol Gyn Folicombin Plastulen Duo Eisen/Folsäure Tardyferon Fol	28.6, 28.7
Eisen(II)-sulfat + Folsäure + Vitamin B_{12} (Cyanocobalamin)	Eryfer comp. Ferro sanol comp Ferro-Folgamma	28.6, 28.7

INN	Präparatebeispiele®	Kapitel
Enalapril	Benalapril Corvo Ena Enalapril Jutaxan Xanef	14.1, 14.2, 14.3, 14.4, 14.5, 14.6, 14.7, 14.9, 21.7
Enoxaparin	Clexane Klexane Lovenox Qualiop	15.6
Entacapon	Comtess Entacapon	28.7
Entacapon + Levodopa + Carbidopa	Levodopa/Carbidopa/Entacapon Stalevo	28.7
Epirubicin	Axirubicin E Bendaepi BW-picin Epi Epirubicin Eracin Eurorubicin Farmorubicin Riboepi	32.1, 32.2, 32.3, 32.8, 32.9, 32.10, 32.11,
Epoetin alfa	Abseamed Binocrit Epoetin alfa Eprex Erypo	8.3, 8.4
Epoetin beta	NeoRecormon	8.3, 8.4
Epoetin delta	Dynepo (AV in D)	8.3, 8.4

INN	Präparatebeispiele®	Kapitel
Erythromycin	Erythrocin Erythromycin Infectomycin	10.7
Escitalopram	Cipralex Escita Escitalopram Seroplex	26.5, 27.7
Esomeprazol	Esomep Esomeprazol Nexium	6.6, 6.7, 6.8
Ethinylestradiol + Chlormadinonacetat	Angiletta Beatrice Belara Bellissima Bilmon Bonita Chantal Chariva Chloee Enriqa Eudem Helen Lilia Lisette Madinance Madinette Minette Mona Neo-Eunomin Pink Luna Solera Verana	30.1, 30.2, 30.3

INN	Präparatebeispiele®	Kapitel
Ethinylestradiol + Desogestrel	Belinda Biviol Cedia Desmin Desofemine Famina Gabrielle Gracial Juliane KosimaLamuna Lovelle Marvelon Mercilon Munalea Novial Previva	30.1, 30.2, 30.3
Ethinylestradiol + Dienogest	Amelie Aristelle Bonadea Dienogenacne Dienovel Finiv Ladonna LaViola Luvyna Maxim Mayra Sibilla Starletta Stella Susette Valette Velafee Velvet Violette	30.1, 30.2, 30.3

INN	Präparatebeispiele®	Kapitel
Ethinylestradiol + Drospirenon	Aida Daylette Drosfemine Drospifem Eliza Lamiva LaYaisa LaYanina Maitalon Mywy Petibelle Sidretella Veyanne Veya Yara Yasmin Yasminelle Yaz Yiznell	30.1, 30.2, 30.3
Ethinylestradiol + Levonorgestrel	Asumate Cleogyn Erlibelle Erlidona Estelle Ethinylestradiol/Levonorgestrel Evaluna Evra Femigoa Femigyne Femikadin Femranette Gloriana Gravistat Illina Junonia	30.1, 30.2, 30.3

INN	Präparatebeispiele®	Kapitel
Ethinylestradiol + Levonorgestrel	Kleodina Leanova Leios Leona Levina Levomin Liana Logynon Luisa Maexeni Microgynon Minisiston Miranova MonoStep Ovoplex Stediril Swingo	30.1, 30.2, 30.3
Etidronsäure	Etidronat	26.1, 26.2, 26.3
Everolimus	Afinitor Certican Votubia	20.5
Exemestan	Aromasin Exemestan	30.4
Famotidin	Fadul Famo Famotidin Pepdul	6.3, 6.4
Felodipin	Felo Felodipin Modip	14.8

INN	Präparatebeispiele®	Kapitel
Fenofibrat	Cil Durafenat Elipsia Feno Fenofibrat Lipanthyl Lipidil Normalip	23.7
Fentanyl	Abstral Actiq Breakyl Durogesic Fenta Fentanyl Instanyl Matrifen PecFent	5.6
Fluocortolon	Ultralan-oral	17.5
5-Fluorouracil	Actikerall Benda 5 FU Efudix 5 FU Neofluor Ribofluor	32.4, 32.11
Fluoxetin	Fluox Fluoxetin	27.5, 27.7
Fluphenazin	Fluphenazin Lyogen	27.3
Fluticason	Avamys Fluti Flutica Flutide	9.1

INN	Präparatebeispiele®	Kapitel
Fluvastatin	Fluvastatin Locol	23.1, 23.2, 23.3, 23.4, 23.6
Folsäure	DreisaFol Femifol Fol Folsäure Gravi-Fol Lafol Rubiefol	13.5
Furosemid	Furanthril Furo Furorese Furosemid Fusid Jufurix Lasix	18.2, 18.3, 18.5, 18.6, 21.1, 21.2, 21.6
Gentamicin	Gentamicin B. Braun Gentamicin Hexal Gentamicin Ratiopharm	10.1
Glibenclamid	Euglucon Glib Gliben Glibenclamid Maninil	12.1, 12.2, 12.3, 12.4, 25.2
Glimepirid	Amaryl Glime Glimepirid	12.1, 12.2, 12.3, 12.4, 25.2
Glyceroltrinitrat	Gallolingual Minitrans Nitrangin Nitriderm Nitroderm Nitrolingual Nitronal Rectogesic	21.8

INN	Präparatebeispiele®	Kapitel
Grapefruit	–	14.8, 20.5, 23.6
Heparin	Exhirud Heparin Hepa Heparin Medunasal-Heparin Parin-POS Sportino Thrombareduct Thrombocutan Thrombophob Venalitan Venofuc Venoruton Vetren	15.6
Herbstzeitlosenextrakt (Colchicin)	Colchicum-Dispert Colchysat Bürger	19.1
Hydralazin + Atenolol + Chlortalidon	Tri-Normin	14.9
Hydralazin + Metoprolol + HCT	Treloc (AV in D)	14.9
Hydralazin + Oxprenolol + Chlortalidon	Trepress (AV in D)	14.9
Hydrochlorothiazid	Disalunil Esidrix HCT	14.1, 14.2, 14.3, 14.4, 18.1, 18.4, 18.8
Ibandronsäure	Ascendra Bondronat Bonoste Bonviva Ibandronate Ibandronsäure Ribobandron	26.1, 26.2, 26.3

INN	Präparatebeispiele®	Kapitel
Ibuprofen	Aktren Anco Dentocaps Dismenol Dolgit Dolobene Dolormin Dolo sanol Esprenit Eudorlin Ibu Ibuprofen Imbun Jenaprofen Julphar-Profinal Mensoton Miralgin Neuralgin extra Ibu-Lysinat Nurofen Optalidon Ibu Pedea Pfeil Schmerz-Dolgit Spalt forte/Kopfschmerz/ Migräne/Mobil Spidifen Tispol Togal Ibuprofen Trauma-Dolgit	5.1, 5.2, 5.4, 16.2, 16.3, 16.4, 16.6
Idarubicin	Idarubicin Zavedos	32.8, 32.9, 32.10
Ifosfamid	Holoxan IFO-cell	32.1, 32.2, 32.3, 32.12
Indapamid	Indapamid Natrilix	14.1, 14.2, 14.3, 14.4, 18.1, 18.4, 18.8

INN	Präparatebeispiele®	Kapitel
Indometacin	Indo Indomet Indometacin Protaxon	5.1, 5.2, 5.4, 16.2, 16.3, 16.4, 16.6
Interferon, pegyliertes	Pegasys Pegintron Plegridy	31.4
Irbesartan	Aprovel Ifirmasta Irbesartan Karvea	14.7
Isosorbiddinitrat	ISDN Isoket	21.8
Isosorbidmononitrat	Corangin IS 5 mono ISMN Ismo Isomonit Moni-Sanorania Mono	21.8
Kalium	Kalinor Kalinor retard P Kalit Kalium KCL Rekawan	16.4
Kaliumchlorid	Kalinor retard P Kaliumchlorid Rekawan	14.5, 14.7, 18.7, 20.1, 21.3
Kaliumcitrat	Kalinor Kalium	14.5, 14.7, 18.7, 20.1, 21.3

INN	Präparatebeispiele®	Kapitel
Lamivudin (3TC)	Combivir Epivir Lamivudin Zeffix	31.3
Lansoprazol	Agopton Lanso Lansoprazol	6.6, 6.7, 6.8, 10.8, 10.9
Letrozol	Femara Letrohexal Letrozol	30.4
Levodopa	Dopaflex (AV in D)	28.1
Levodopa + Benserazid	Dopadura B Levobens Levodopa Benserazid Levodopa comp. B Levopar Madopar Restex	28.1, 28.2, 28.3, 28.4, 28.5, 28.6
Levodopa + Carbidopa	Dopadura C Isicom Levo C LevoCarb Levocomp Levodopa Carbidopa Levodopa comp. C Nacom Sinemet Stalevo	28.1, 28.2, 28.3, 28.4, 28.5, 28.6
Levofloxacin	Levam Levitis Levoflox Levofloxacin Oftaquix Tavanic	10.2

INN	Präparatebeispiele®	Kapitel
Levomepromazin	Levium Levomepromazin Neurocil	27.3
Levothyroxin	Berlthyrox Eferox Euthyrox L-Thyrox L-Thyroxin Thevier	29.1, 29.2
Levothyroxin + Kaliumiodid	Eferox Jod Jodthyrox L-Thyrox Jod L-Thyroxin Jod Thyronajod	29.1, 29.2
Levothyroxin + Liothyronin	Novothyral Prothyrid	29.1, 29.2
α-Liponsäure	Alpan Alpha-Lipo Alpha-Lipon Alpha-Liponsäure Alpha-Vibolex Biomo-Lipon Espa-Lipon Liponsäure Neurium Pleomix-Alpha Retipon Thioctacid Thiogamma Tromlipon Unilipon	25.1, 25.2
Lisinopril	Lisi Lisinopril Lisodura	14.1, 14.2, 14.3, 14.4, 14.5

INN	Präparatebeispiele®	Kapitel
Lovastatin	Lova Lovastatin	23.1, 23.2, 23.3, 23.4, 23.6
L-Tryptophan	Ardeydorm Ardeytropin Kalma L-Tryptophan	27.5, 27.6
Magnesium	Biolectra Magnesium Frubiase Magnesium plus Magnerot Magnesiocard Magnesium Magnetrans Taxofit Magnesium	8.2, 10.2, 10.3, 26.3
Magnesiumhydroxid	Maalox (Kombination mit Aluminiumoxid) Maaloxan (Kombination mit Aluminiumoxid) Tepilta (Kombination mit Magnesiumhydroxid und Oxetacain)	6.1
Memantine	Axura Ebixa Memando Memantigamma Memantin Memantine Memantinhydrochlorid	11.1, 11.2
Metformin	Diabesin Espa-formin Glucobon Glucophage Juformin Met Metformin Siofor	12.1, 12.2, 12.3, 12.4, 12.5, 12.6, 25.2

INN	Präparatebeispiele®	Kapitel
Metformin + Rosiglitazon	Avandamet (AV in D)	12.5, 12.6
Methotrexat	Bendatrexat Lantarel Metex Methotrex Methotraxat MTX Neotrexat	16.1, 16.3
Methylphenidat	Concerta Equasym Medikinet Methylpheni Methylphenidat Ritalin	27.8, 27.9, 27.10
Methylprednisolon	Advantan Methylprednisolon Metypred Metysolon Predni M Tablinen Urbason	17.1, 17.2, 17.3, 17.4
Metildigoxin	Lanitop	21.3, 21.4, 21.5
Metoprolol	Beloc Jutabloc Lopresor Meprolol Meto Metopro Metoprolol Prelis	14.1, 14.2, 14.3, 14.4, 21.7, 24.1, 24.2, 24.3
Metronidazol	Arilin Clont Metronidazol	10.8, 10.9

INN	Präparatebeispiele®	Kapitel
Minocyclin	Aknosan Minakne Minoclir Minocyclin Skid Udima	10.3, 10.4
Mitoxantron	Mitoxantron Novantron Onkotrone Ralenova	32.8, 32.9, 32.10
Moclobemid	Aurorix Moclo Moclobemid	27.6
Molsidomin	Corvaton Molsi Molsidomin	21.8
Mometason	Asmanex Ecural Elocom Elocon Mome Mometason Monovo Nsonex	9.1
Morphin	Capros M-beta M-long Morph Morphin MST M-STADA Oramorph Painbreak Sevredol	5.6

INN	Präparatebeispiele®	Kapitel
Moxifloxacin	Actiora Avalox Moxifloxacin Vigamox	10.2
Nadroparin	Fraxiparin Fraxiparina Fraxiparine Fraxodi	15.6
Natriumhydrogen-carbonathaltige Präparate	Alkala T BicaNorm Bullrich Salz Kaiser Natron Natriumhydrogencarbonat Nephrotrans	6.5
Natriumpicosulfat	Agiolax Pico Dulcolax NP Guttalax Laxans Laxoberal Regulax	22.1, 22.2
Nevirapin	Neviran Nevirapin Viramune	31.2
Nicotinsäure	Niaspan (AV in D)	23.4, 23.5
Nifedipin	Adalat Aprical Corinfar Duranifin Nife Nifedipin Nifical	14.8
Nimodipin	Nimodipin Nimotop	14.8

INN	Präparatebeispiele®	Kapitel
Nisoldipin	Baymycard	14.8
Nitrendipin	Bayotensin Jutapress Nitre Nitren Nitrendipin	14.1, 14.2, 14.3, 14.4, 14.8
Norfloxacin	Barazan Norflo Norflox Norfloxacin	10.2
Ofloxacin	Floxal Oflo Oflox Ofloxacin Tarivid	10.2
Olanzapin	Olanzagamma Olanzapin Zalasta	27.4
Olmesartan	Belsar Olmetec Votum	14.7
Omega-3-Fettsäuren	Ameu Eicosan Omacor Omega 3 Zodin	15.5
Omeprazol	Antra Ome Omep Omeprazol	6.6, 6.7, 6.8

INN	Präparatebeispiele®	Kapitel
Orlistat	Alli Orlistat Xenical	7.1
Oxaliplatin	Axiplatin Bendaplatin Croloxat Eloxatin Medoxa Oxaliplatin Riboxatin	32.1, 32.2, 32.3, 32.4, 32.7, 32.11
Oxcarbazepin	Apydan Oxcarbazepin Timox Trileptal	13.1
Oxycodon	Oxycodon Oxygesic Oxypro	5.6
Paclitaxel	Abraxane Aritaxel Bandatax Celltaxel Eurotaxel Neotaxan Paclitaxel Ribotax Taxomedac	32.1, 32.2, 32.3, 32.11
Pantoprazol	Gastrozol Panto Pantopra Pantoprazol Pantorc Pantozol Rifun	6.6, 6.7, 6.8

INN	Präparatebeispiele®	Kapitel
Paracetamol	Abalon Apiredol Apogen Ben-u-ron Captin Enelfa Grippex Grippostad Heißgetränk Julphar-Dol Paracetamol Perfalgan Rubiemol Vivimed N	5.5
Paroxetin	Paroxat Paroxe Paroxetin Seroxat	27.5, 27.7
Pemetrexed	Alimta	32.13
Pentaerythrityl-tetranitrat	Pentalong	21.8
Perazin	Perazin Taxilan	27.3
Phenobarbital	Luminal Luminaletten Phenobarbital	13.1, 13.2, 13.3, 13.4
Phenprocoumon	Falithrom Marcoumar Marcumar Marcuphen Phenpro Phenprocoumon	15.1, 15.2, 15.3, 15.4, 15.5
Phenytoin	Phenhydan Phenytoin Zentropil	13.1, 13.2, 13.3, 13.4, 13.5

INN	Präparatebeispiele®	Kapitel
Piperacillin	Piperacillin	10.7
Piretanid	Arelix Piretanid	18.2, 18.3, 18.5, 18.6
Piroxicam	Jenapirox Mtefel Piro Pirox Piroxicam	5.1, 5.2, 16.2, 16.3, 16.4, 16.6
Pravastatin	Prava Pravastatin Pravastatin	23.1, 23.2, 23.3, 23.4, 23.6
Prednisolon	Decortin H Dermosolon InfectoKortiKrupp Infalnerfran forte Klismacort Linola HN Lygal Kopftinktur N Pred forte Predni Prednisolon Solu-Decortin Ultracortenol	17.1, 17.2, 17.3, 17.4, 17.5
Prednison	Cutason Decortin Lodotra Predni Prednison Rectodelt	17.1, 17.2, 17.3, 17.4, 17.5
Primidon	Liskantin Mylepsinum Primidon	13.1, 13.2, 13.3, 13.4

INN	Präparatebeispiele®	Kapitel
Promethazin	Atosil Closin Promethazin Proneurin Prothazin	27.3
Propranolol	Dociton Inderal Obsidan Propra Propranolol	24.1, 24.2, 24.3
Quetiapin	Quentiax Quetiapin Seroquel	27.4
Rabeprazol	Pariet Rabeprazol	6.6, 6.7, 6.8
Ramipril	Delix Rami Ramipril	14.1, 14.2, 14.3, 14.4, 14.5, 21.1, 21.2, 21.6
Ranitidin	Junizac Rani Ranitidin Zantic	6.3, 6.4
Repaglinid	Enyglid Novonorm Repaglinid	12.1, 12.2, 12.3, 12.4
Reviparin	Clivarin Clivarodi	15.6
Ribavirin	Copegus Rebetol Ribavirin Virazole	31.4

INN	Präparatebeispiele®	Kapitel
Risedronsäure	Acara Actonel Risedron Risedronat Risedronsäure	26.1, 26.2, 26.3
Ritonavir	Kaletra Norvir	31.2
Rituximab	Mabthera	32.1, 32.2, 32.3
Rivastigmin	Exelon Nimvastid Prometax Rivastigmin	11.1, 11.2
Rosiglitazon	Avandamet (AV in D)	12.1, 12.2, 12.3, 12.4,
Roxithromycin	Roxi Roxithromycin Rulid	10.7
Saquinavir	Invirase	31.2
Sertindol	Serdolect	27.4
Sertralin	Gladem Sertra Sertralin Zoloft	27.5, 27.7
Simvastatin	Bel Simvastatin Lipiduc Simva Simvastatin Zocor	23.1, 23.2, 23.3, 23.4, 23.6
Sirolimus	Rapamune	20.5

INN	Präparatebeispiele®	Kapitel
Spironolacton	Aldactone Jenaspiron Osyrol Spiro Spironolacton Verospiron	18.7
Stavudin	Zerit	31.3
Streptomycin	Strepto Fatol	10.1
Strontiumranelat	Protelos	26.4
Sulfasalazin	Azulfidine Colo-Pleon Pleon RA Salazopyrin Salazopyrina Salazopyrine Sulfasalazin	16.5
Tacrolimus	Advagraf Crilomus Envarsus Modigraf Prograf Protopic Tacni Tacpan Tacro Tacrolimus	20.1, 20.3, 20.5
Tamoxifen	Nolvadex Tamox Tamoxifen	30.5

INN	Präparatebeispiele®	Kapitel
Telmisartan	Kinzalmono Micardis Pritor Semintra Telmisartan Tolura	14.7
Tetracyclin	Imex Tefilin Tetracyclin	10.3, 10.4
Theophyllin	Afpred forte-Theo Aminophyllin Bronchoparat Bronchoretard Contiphyllin Euphylong Solosin Theo Theophyllin Uniphyllin	9.2
Tinzaparin	Innohep	10.6
Tobramycin	Gernebcin Tobramycin B. Braun Tobramycin Teva Tobrazid	10.1
Torasemid	Tora Torasemid Torem Unat	18.2, 18.3, 18.5, 18.6, 21.7

INN	Präparatebeispiele®	Kapitel
Tramadol	Amadol Tial Trama Tramadol Tramadolor Tramal Tramundin Travaex one	5.6
Tranylcypromin	Jatrosom Tranylcypromin	27.6
Trastuzumab	Herceptin Kadcyla	32.1, 32.2, 32.3
Triamcinolon	Aftab Amciderm Delphicort Kortiokoid Lederlon Linolacort Triam Nasacort Rhinisan Triam Triamcinolon Volon Volonimat	17.1, 17.2, 17.3, 17.4, 17.5
Triamteren + Bemetizid	Dehydro sanol tri Diucomb	18.7
Trimethoprim	Infectotrimet	10.5
Trimethoprim + Sulfamethoxazol	Cotrim Cotrimoxazol Eusaprim Kepinol	10.5, 10.7

INN	Präparatebeispiele®	Kapitel
Trimipramin	Stangyl Trim Trimi Trimipramin Trisif	27.1, 27.2
Valproinsäure	Convulex Depakine Ergenyl Leptilan Orfiril Valpro Valproat Valproinsäure	13.1, 13.2, 13.3, 13.6
Valsartan	Cordinate Diovan Provas Valsa Valsartan	14.1, 14.2, 14.3, 14.4, 14.7, 21.7
Verapamil	Isoptin Tarka Verahexal Verapamil	14.1, 14.2, 14.3, 14.4
Vitamin B_6 (Pyridoxin)	B_6-Asmedic B_6-Vicotrat Pyragamma Vitamin B_6	28.1, 30.1
Vitamin E (α-Tocopherol)	Eusovit Vitamin E Optovit Vitazell E	15.4
Vitamin K (Phytomenadion)	Ka-Vit Konakion MM Vitamin K	15.2

INN	Präparatebeispiele®	Kapitel
Warfarin	Coumadin	15.1, 15.2, 15.3, 15.4, 15.5
Xipamid	Aquaphor Xipag Xipamid Xipamid	18.1, 18.4, 18.8
Zalcitabin (ddC)	Hivid Roche (AV in D seit 2006)	31.3
Zidovudin (AZT)	Retrovir Ziduvodin	31.1, 31.3
Zidovudin + Lamivudin	Combivir Lamivudin/Zidovudin	31.1
Zidovudin + Lamivudin + Abacavir	Trizivir	31.1
Zink	Biolectra Zink Cefazink Curazink Unizink Zink	8.2, 10.3, 26.3
Ziprasidon	Zeldox, Ziprasidon Zipsilan	27.4
Zitronensäure, Zitrussäfte	Citronensäure Zitronensäure	6.2

Bezugsquellen Arznei-Ergänzungsmittel

Auswahl ohne Wertung
Biogena: www.biogena.at
Biosyn: www.biosyn.de
Bodymed: www.bodymed.com
Formmed: www.formmed.de
Heliopharm: www.heliopharm.com
Kyberg vital: www.kyberg-vital.de
MSE Pharmazeutika: www.mse-pharma.de
Orthomol: www.orthomol.de
Pharmaprävent: www.pharma-praevent.de
Pure encapsulations: www.purecaps.net
Hepart & Unisan: www.hepart.ch
Verla: www.verla.de
Wörwag: www.woerwag.de

Sachregister

A

B

C

D

E

G

L

O

P

Q

R

S

Der Autor

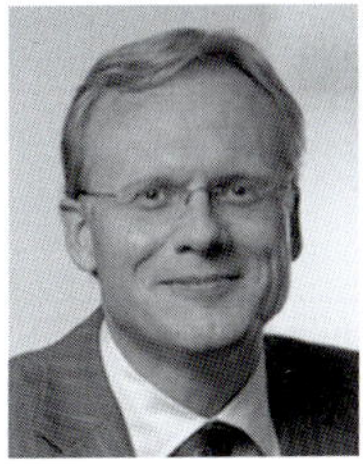

Der Apotheker Uwe Gröber (Jg. 1964) studierte in Frankfurt Pharmazie und zählt zu den führenden Mikronährstoffexperten Deutschlands. Dank seiner langjährigen praktischen Erfahrung und Kooperation mit verschiedenen Arztpraxen und Kliniken (z. B. Onkologisches Kompetenzzentrum/Klinik Bad Trissl, Oberaudorf) überzeugt und begeistert er in Seminaren und Vorträgen zum präventivmedizinischen und therapeutischen Einsatz von Mikronährstoffen. Zu seinen Spezialgebieten zählen die Mikronährstoffmedizin, Wechselwirkungen zwischen Arzneimitteln und Mikronährstoffen, Metabolic Tuning, Ernährungs-, Sport- und Präventivmedizin sowie komplementäre Verfahren in der Diabetologie und Onkologie (z. B. Tumoranämie). Er ist aktives Mitglied der Arbeitsgemeinschaft Prävention und integrative Onkologie (PRIO) der deutschen Krebsgesellschaft (DKG).

Uwe Gröber ist Leiter der Akademie für Mikronährstoffmedizin in Essen (www.mikronaehrstoff.de), Autor zahlreicher Publikationen, Fachbücher und Buchbeiträge. Neben seiner medizinisch-wissenschaftlichen Beratungstätigkeit ist er europaweit seit Jahren aktiv in der Aus- und Fortbildung von Ärzten, Apothekern und Ernährungswissenschaftlern tätig.

Im Juni 2013 wurde Uwe Gröber mit dem „Via Biona Wissenschaftspreis" für seine Forschungsarbeiten und Publikationen zu Mikronährstoffen und seine Verdienste um die Orthomolekulare Medizin von Herrn Professor Dr. med. Gerhard Uhlenbruck auf dem Kongress für Orthomolekulare Medizin in Köln ausgezeichnet.

Uwe Gröber
Akademie für Mikronährstoffmedizin
Zweigertstraße 55
45130 Essen

Therapie optimieren – Nebenwirkungen reduzieren!

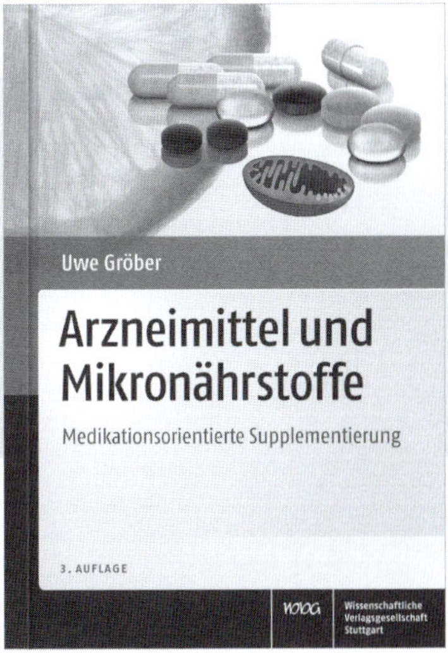

Von Apotheker Uwe Gröber

3., aktualisierte und erweiterte Auflage. XXIV, 478 Seiten. 100 farbige Abbildungen, 79 farbige Tabellen. Format 17,0 x 24,0 cm. Gebunden. ISBN 978-3-8047-3178-3

Eine Vielzahl unerwünschter Arzneimittelwirkungen kann sich auf dem Boden medikationsbedingter Störungen des Mikronährstoffhaushalts entwickeln. Wer die Ursachen kennt, kann Risiken ausschalten und Mikronährstoffe gezielt einsetzen.

Machen Sie die „Wechselwirkungen zwischen Arzneimitteln und Mikronährstoffen" zu Ihrem Thema! Nutzen Sie als Arzt oder Apotheker dieses Potenzial zur Optimierung der Therapie Ihrer Patienten.

WVG Wissenschaftliche Verlagsgesellschaft Stuttgart

Wissenschaftliche Verlagsgesellschaft Stuttgart
Birkenwaldstraße 44 | 70191 Stuttgart
Telefon 0711 2582 -341 | Telefax 0711 2582 -390
www.wissenschaftliche-verlagsgesellschaft.de